Christian Wilhelm Hufeland.

Eine Selbstbiographie

mitgetheilt

von

Dr. Göschen.

[Abdruck aus Göschen's „Deutscher Klinik“ 1863. No. 13 ff.]

Berlin.
Druck und Verlag von Georg Reimer.
1863.

Einleitung.

„Aus der grossen Zahl der deutschen Aerzte, welche im neunzehnten Jahrhundert, mehr oder weniger unbeirrt durch die Schwankungen der Theorien, die praktische Heilkunde auf dem Wege der Erfahrung bereicherten, können als die hervorragendsten Hufeland, Heim, Stieglitz genannt werden.

Von ihnen ist Hufeland, aus Langensalza in Thüringen, zuerst (1783—93) Arzt zu Weimar, dann (bis 1801) Professor zu Jena, zuletzt Professor und Leibarzt zu Berlin, zugleich durch die Würde und Milde seines Charakters das Muster eines Arztes und das Vorbild jenes Eklekticismus, welcher jeder Ansicht und Meinung ihr Recht gönnt und sie zum Nutzen der Menschheit zu verwenden strebt. Das Ansehen Hufeland's hauptsächlich hat in theoretischer Hinsicht dem Vitalismus die grosse Geltung verschafft, welche derselbe bei den deutschen Aerzten bis auf die neueste Zeit genossen hat; den praktischen Theil der Heilkunde aber hat Hufeland mit überaus zahlreichen Arbeiten bereichert, die ihren Werth noch lange bewahren werden."

Mit diesen Worten charakterisirt einer der hervorragendsten Geschichtschreiber der Medicin unter den Lebenden, H. Haeser, den Mann, dessen hundertjähriger Geburtstag auf den 2. August des vergangenen Jahres fiel. Es spricht für den Mangel an Pietät, dem wir in unseren Tagen leider so häufig begegnen, dass sich Einzelne nicht gescheut haben, an diesen Tag unter gleichzeitiger Schmähung des lange Dahingeschiedenen zu erinnern. Freilich kann man sich darüber nicht wundern in einer Zeit, wo sogenannte Historiker — man macht sich dazu jetzt leichter und schneller als sonst — es sich angelegen sein lassen, Leistungen bedeutender Männer herabzusetzen, über sie zu spötteln, weil sie sehr begreiflicher Weise auf anderem Grunde mit ihren Anschauungen fussten, als wir ihn heute unter uns haben. Gar manches Lichtchen, welchem es vor allen Dingen darauf ankommt, sich selbst leuchten zu lassen, meint das besser zu erreichen, wenn es grössere Lichter, die aus vergangenen Tagen in die unseren hineinscheinen, in Schatten zu stellen sucht. Und doch wird es selbst längst verloschen sein, wenn diese noch hell glänzen. Schlimm stände es um eine praktische Wissenschaft wie die Medicin, wenn ihre Vertreter in der zweiten Hälfte des 19. Jahrhunderts nicht sehr geläuterte Ansichten gegen ihre Vorgänger noch bis über das erste Drittel desselben hinaus hätten. Jeder leistet eben nach der Art seiner Zeit, nach dem Schacht von Kenntnissen, den er zu Tage findet, oder, je nach den gebotenen Mitteln, offen zu legen vermag, und so tritt denn dem unparteiischen, urtheilsfähigen Geschichtsforscher der Einzelne vor das kritische Auge, wie er aus seiner Zeit, aus dem was sie ihm bot, sich herausbildete; er vergisst die Ansprüche einer weit vorgeschrittenen Forschung, soll er Lob spenden und Tadel. Das grosse Betriebscapital, welches durch die Riesenfortschritte der Mechanik, der Physik, der Chemie u. s. w. den jetzt lebenden Aerzten zur Verfügung gestellt ist, welches dem heutigen Forscher eine exacte, detaillirte Untersuchung möglich macht, von der man sich vor 40 Jahren selbst noch nichts träumen liess, es gereicht uns zum Vortheil, es spannt die Ansprüche an tüchtige Leistungen gegen sonst gewaltig, es verkleinert aber nicht die historische Bedeutung der Väter, die mit weit bescheideneren Mitteln die Wissenschaft betreiben mussten. Der gewaltige Auf- und Umschwung, den die Physiologie durch Johannes Müller gewonnen, wird die Verdienste, die zu anderer Zeit und in ihrem Standpunkt entsprechender Weise Blumenbach sich erwarb, nicht unvergessen machen; die neuen Bahnen, in die durch die exacte Pflege der pathologischen Anatomie Rokitansky die gesammte Medicin leitete, die mächtigen Fortschritte, die auf demselben Gebiete Virchow that, um weitgreifend gerade der praktischen Heilkunde die wesentlichsten Vortheile aus diesen Studien zu sichern, sie werden doch nicht auslöschen die Erinnerung an die vielen berühmten ärztlichen Namen der vergangenen Jahrhunderte, denn nur schrittweise und mühselig baut sich das Vollkommene auf, und Jeder, der gewissenhaft und emsig in seiner Art und Weise strebt, die Wissenschaft zu fördern trachtet, eifrig benutzt, was ihm sich bietet an Material, fördert den Bau. Und einer der rüstigen und kräftigen, ein langes Leben hindurch unermüdlichen Bauleute ist in der Medicin Hufeland gewesen, und deshalb wird sein Name noch genannt werden, wenn Mancher, der heute für ihn und die Richtung, die er, ein Kind seiner Zeit, verfolgte, nur ein vornehmes Nasenrümpfen hat, längst der Vergessenheit anheimgefallen ist.

Hufeland, ein Mann von vielseitigen und umfassenden Kenntnissen, ein Mann zugleich edelster Gesinnung, und in ihr von dem Wunsch beseelt, was er wusste und konnte möglichst Vielen nutzbringend zu machen, wandte Studium und öffentliches Wirken mehr dem Allgemeinen, als speciellen Forschungen zu. Demnach nahm er, seit er als Professor in Jena so bedeutenden Ruf sich schnell gesichert hatte, dass sein Name viel genannt, viel begehrt wurde in und ausser Deutschland [1]), besonders lebhaften Theil an den grossen Streitfragen, die in der Medicin auftauchten, und in diesen wissenschaftlichen Kämpfen fiel

[1]) Schon in Jena erhielt er Vocationen nach Kiel, Leipzig, Pavia und Petersburg.

ihm bald ein wesentlicher Einfluss, seiner Stimme viel Ansehen zu. So betrat er, ein entschiedener Gegner, den Kampfplatz, den in grössesten Dimensionen in Frankreich, Italien, England, Deutschland Brownianismus und Erregungstheorie durch so viele Jahre einnahmen. Hufeland, dem in diesem Streit als Mitkämpfer unter so vielen Andern unser grosser Alexander v. Humboldt zur Seite stand, liess nicht ab, die theoretischen Irrthümer der neuen Lehre und damit die Folgerungen, die aus ihr für die praktische Medicin gezogen werden sollten, klar zu Tage zu legen, wie Humboldt sich gegen ihre physiologischen Principien kehrte, und keine Frage ist es, dass Hufeland an der vollständigen Niederlage jener künstlichen und gekünstelten Lehre den allerwesentlichsten Antheil hat. Ein Anderes, was die Aerzte aller Länder auf das Lebhafteste beschäftigte, war die Lehre von der Lebenskraft, für die ein grosser Zeitgenosse Hufeland's, Joh. Christ. Reil, auf deutschem Boden mit Energie eintrat. Auch hier ergriff Hufeland Partei, und die vermittelnde Stellung, die er nahm, durch die er die Frage von der gar zu philosophischen Unterlage, die man ihr gegeben, in mehr praktische Anschauungen überzuleiten bemüht war, gewann grossen Anhang. War in dem Kampf um den Brownianismus ihm Alexander v. Humboldt Bundesgenosse gewesen, so traf er hier mit Blumenbach zusammen.

Gegen eine traurige Extravaganz, die in dem mystischen Gewande, das ihr unentbehrlich, wenn sie ihre volle Macht üben soll, so viele Gemüther bestrickte und gefangen nahm und die leider in unsern Tagen auf's Neue eine gewisse Rolle gespielt hat und noch spielt, gegen den Mesmerismus und alle die Ueberspanntheiten und Trugbilder der Lehre vom thierischen Magnetismus, erhob Hufeland, in Gemeinschaft mit zwei Bundesgenossen, die ihm sonst schon wacker zur Seite gestanden hatten, mit Stieglitz und Pfaff seine warnende Stimme. Wenn diese Männer auch der neuen Irrlehre nicht alle Substanz absprechen mochten und konnten, wie man das ja auch heute nicht kann, so suchten sie doch aufzuklären über den ungleich grösseren Theil des Unhaltbaren derselben, über die unabsichtlichen und vorsätzlichen Täuschungen, deren sich Aerzte und Laien im Dienste einer Sache schuldig machten, bei der man auf den Aberglauben und Hang zum Mystischen und Geheimnissvollen aus zum grössten Theil gar unlauteren und egoistischen Gründen speculirte.

Und wieder mal tauchte eine neue Lehre auf, und, weil wir das gerade beim Mesmerismus erwähnt haben, auch eine, mit der sich vielfach der Pietismus verschlungen hat, ich meine die Homöopathie. Vorzugsweise dem milden Charakter Hufeland's, seiner Neigung, dem in Wirklichkeit oder scheinbar zu schroff Verfolgten Gerechtigkeit widerfahren zu lassen, ist es wohl zuzuschreiben, dass er, keineswegs ein Anhänger dieser neuen Schule, sie doch mehr gefördert hat, als die hervorragendsten Anhänger derselben, und das um deswillen, weil er in amtlichen und ausseramtlichen Aeusserungen der Homöopathie einen relativen Werth nicht absprechen mochte.

Es mögen diese Beispiele genügen, um zu zeigen, wie lebhaft Hufeland in alle Fragen der Zeit eintrat, welchen Einfluss sein Ansehen auf Entscheidung derselben übte, und Beides pflegt man doch nicht leicht, ohne sittliche und wissenschaftliche Berechtigung in so hohem Grade zu gewinnen. Hiermit aber schliesst sich sein wissenschaftliches Wirken nicht etwa ab. So oft jener Glanzperiode der Universität Jena gegen den Ausgang des verflossenen Jahrhunderts gedacht wird, so oft wird rühmlichst in der medicinischen Facultät sein Name neben dem Loder's, Stark's d. V. genannt werden und ebenso wird es unvergessen bleiben, dass er wesentlich die Gründung der Berliner Hochschule inmitten der traurigsten und unglücklichsten Verhältnisse des preussischen Staates durch das hohe Vertrauen, welches Friedrich Wilhelm III. in sein Urtheil, seinen Rath setzte, fördern half, dass er der jungen Pflanzschule der Wissenschaft durch viele Jahre selbst zur Zierde gereichte. Weiteren Vorschub leistete er der Medicin durch die 1795 erfolgte Begründung des „Journals für praktische Heilkunde", ein Organ, das lange Zeit sich grossen Rufes und einer ungewöhnlichen Theilnahme bei den Aerzten aller Länder erfreute [1]), und bald darauf, 1799, durch Herausgabe der Bibliothek der praktischen Arzneikunde und Wundarzneikunst [2]). Es reiht sich dem speciell für Berlin die Stiftung der noch heute bestehenden und florirenden „Hufelandischen Gesellschaft" an, über deren Leistungen zuerst im Jahre 1833, gelegentlich des 50jährigen Doctor-Jubiläums des Stifters, öffentlich Rechenschaft abgelegt wurde [3]), und dann wieder 1860 bei der Jubelfeier der Gesellschaft selbst [4]). Hatte dieselbe ursprünglich den Namen der „medicinisch-chirurgischen Gesellschaft" geführt, so wurde ihr durch folgende Cabinetsordre Königs Friedrich Wilhelm III. 1833 der ihres Gründers beigelegt: „Ich will auf den beiliegenden, durch das bevorstehende Jubiläum des Staatsraths Dr. Hufeland

[1]) Das Journal erschien zuerst unter dem Titel: Journal der praktischen Arzneikunde und Wundarzneikunst, 1795—1808, Reimer. Bd. 1—27; nahm dann den oben angeführten Titel an und wurde von Hufeland und K. Himly (Göttingen) herausgegeben (Bd. 28—39). Mit dem 40. Bde. trat an des letzteren Stelle C. F. Harless (Bonn). — Bd. 58—83 gaben Hufeland und E. Osann heraus, und dieser übernahm das Journal nach des Stifters Tode allein, bis es dann schliesslich, als auch er verstorben war, mit dem 94. Bde. in Busse's Hände überging, und gleichzeitig aus dem Reimerschen in den Oehmigke'schen Verlag (1842—44, Bd. 94—98).

[2]) Bibliothek der praktischen Arzneikunde und Wundarzneikunst. Herausgegeben von C. W. Hufeland. Berlin, Reimer, 1799—1808; Bd. 1—20 mit mehreren Supplementen. Dann u. d. T.: Bibliothek der praktischen Heilkunde, Bd. 21 bis 44 (1809—20). A. u. d T.: (Neue) Bibliothek Bd. 1—24. Im Jahre 1821 trat als Mitherausgeber E. Osann hinzu, welcher letztere nach Hufeland's Tode alleiniger Herausgeber war (1837—41, Bd. 77—85; a. u. d. T.: Neue Folge Bd. 1—9). Einen letzten Band, den 86., gab endlich Fr. A. Augustin heraus, a. u. d. T.: die Heilkunde im Jahre 1841. Berlin 1843, Jonas.

[3]) Geschichtliche Darstellung der Hufelandischen Gesellschaft zu Berlin. 1833.

[4]) Geschichtliche Darstellung der Arbeiten und Leistungen der Hufelandischen Gesellschaft seit dem Jahre 1833. Zur Feier des 50jährigen Bestehens der Gesellschaft bearbeitet Berlin 1860.

veranlassten Antrag des Geh. Ober-Medicinalrathes und Präsidenten Dr. Rust der von dem Staatsrath Hufeland im Jahre 1810 gegründeten medicinisch-chirurgischen Gesellschaft den vorgeschlagenen Namen der „Hufelandischen Gesellschaft" beilegen und dieselbe als Corporation bestätigen, weshalb ich Ihnen das Weitere überlasse."

Nenne ich nun von Hufeland's vielen wissenschaftlichen Schriften hier nur: die Ideen über die Pathogenie und den Einfluss der Lebenskraft auf Entstehung und Form der Krankheit, Jena 1795, Neisse, Hennings; die Pathologie, 1. Bd. Pathogenie, Berlin 1799, Reimer; die Monographie über salzsaure Schwererde, Erfurt 1792, Winkler, und Leipzig 1794, Cnobloch; sowie über die Natur, Erkenntnissmittel und Heilart der Scrophelkrankheit, eine gekrönte Preisschrift, 1785, in 3. Aufl. Berlin 1819, Reimer; die praktische Uebersicht der vorzüglichen Heilquellen Deutschlands nach eigenen Erfahrungen, Berlin 1815, Reimer; endlich das Enchiridion medicum, oder Anleitung zur medicinischen Praxis, Vermächtniss einer 50jährigen Erfahrung, Berlin 1836, Jonas, ein Buch, das trotz allerlei Anfechtungen 6 Auflagen und 8 Abdrücke erlebt hat, so mag es der Erinnerung genug sein an Hufeland's rüstige die Wissenschaft fördernde Thätigkeit auch als Schriftsteller.

Schon oben sagte ich, sein Streben sei auf das Allgemeine gerichtet gewesen. Das hat sich denn auch in seinem stetigen Drange, vom Standpunkte des Arztes aus dem Gemeinwohl nützlich zu werden, auf das Segensreichste bewährt, und darf ich in dieser Richtung als Beispiele anführen seine Verdienste um Errichtung von Leichenhäusern, deren erstes unter seiner speciellen Aufsicht in Weimar bereits gebaut wurde, die Rührigkeit, mit der er sich die allgemeinere Einführung der Schutzpockenimpfung angelegen sein liess, die Lust und Liebe, durch populäre Schriften auch dem Laien nützlich zu werden. In letzterer Beziehung mag nur an jenes Werk erinnert werden, das Hufeland's Namen überall hin trug, wo es gebildete Menschen gab, ich meine die Makrobiotik, ein Buch, das sich rühmen kann, in fast alle lebenden Sprachen übersetzt zu sein, die überhaupt in Schrift und Druck Verbreitung finden.

Und diese vorwiegende Neigung, gemeinnützigen Zwecken zu dienen, wird, von des Mannes wissenschaftlicher Bedeutung ganz abgesehen, den Namen Hufeland's bei preussischen Aerzten von Geschlecht zu Geschlecht in dankbarster Erinnerung erhalten; denn ihr danken wir die beiden schönen Stiftungen zur Unterstützung nothleidender Aerzte und die ärztliche Wittwen-Unterstützungskasse, die er bei der Begründung auch selbst reich dotirte [1]). In welchem Ansehen Hufeland in Berlin stand, wie viel an Theilnahme und Liebe ihm in der Stadt zufiel, in der er so viele Jahre als Lehrer, Staatsmann und Arzt gewirkt hatte, dafür legt ein Zeugniss das Stamm-

[1]) Bürger, H., Hufeland's Stiftung für nothleidende Aerzte. Ihrem Zwecke und Wirken nach dargestellt. Nebst einem alphabetischen Verzeichniss der Mitglieder des Hülfsvereins. Berlin 1832, Jonas.

buch ab, das in Folge seines 50jährigen Doctor-Jubiläums bei Hirschwald erschien, durch die 3200 Fac similia, die es enthält.

Zu Ausgang des vorigen Jahres wurde mir von einem Enkel eine Selbstbiographie des nun seit 27 Jahren Verstorbenen überreicht. Sie ist es, die ich hiermit als Nachklang an den 100jährigen Geburtstag Hufeland's mittheile. Der dem Erblinden Nahe hat sie theuern Händen um das Jahr 1831 dictirt; er schliesst sie mit dem 8. Juli dieses Jahres. Es gereicht mir zur besondern Freude, diese Blätter zu veröffentlichen, die dem Leser einen schönen Blick in das äussere und innere Leben eines Menschen von wahrem Seelenadel, von grosser sittlicher und wissenschaftlicher Bedeutung gewähren. Sie werden besonders willkommen sein, so hoffe ich, allen denen, die den Verstorbenen noch gekannt haben, sei es als Lehrer, als Arzt, als Freund, die in ihm aus persönlicher Begegnung den edlen und bedeutenden Mann kennen lernten, als welcher er uns auch auf jeder Seite dieser Biographie entgegentritt [1]).

[1]) Vergl. auch: Augustin, Fr. L., Dr. Chr. Wilh. Hufeland's etc. Leben und Wirken für Wissenschaft, Staat und Menschheit. (Mit Hufeland's lithographischem Bildniss.) Potsdam 1837, Riegel. — Stourza, A. de, C. W. Hufeland. Esquisse de sa vie et de sa mort chrétiennes. Berlin 1837, Thome.

Kindheit und Jugend.

Die erste und grösste Wohlthat Gottes war es, mich von so guten und frommen Eltern geboren und erzogen werden zu lassen. Die Sterne, unter denen wir geboren werden, das sind unsre Eltern, die Zeit, der Ort, die herrschende Religion.

Mein Vater, dessen Bild noch immer ehrwürdig vor meiner Seele steht, war ein streng rechtschaffner, frommer, biblisch gläubiger Mann, von hohem, edlen Geist, gründlicher Gelehrsamkeit und unermüdeter Arbeitsamkeit und Gewissenhaftigkeit in seiner Kunst, — nur leider mehr zu trüber, hypochondrischer Gemüthsstimmung geneigt, als zu heiterer. Die Mutter von sanftem, liebevollen Charakter, deren Hauptstreben es war, ihre Kinder zeitig an Frömmigkeit und Tugend zu gewöhnen. Es gehört zu den Erinnerungen meiner frühsten Kindheit, und wodurch der erste Keim von Gott und Gottesverehrung in mich gelegt wurde, dass die liebe Mutter jedesmal, wenn sie mich zu Bett legte, mir ein kurzes Gebet vorsagte und mich einsegnete. Die ersten zwei Jahre meines Lebens brachte ich in Langensalza zu. Von dieser Zeit weiss ich mich nichts zu erinnern, sie ist dunkle Nacht. Nur ein einziger Punkt glänzt wie Feuer aus dieser Nacht in meinem Gedächtniss auf, nämlich der Zeitpunkt, wo ich bedeckt mit den furchtbarsten natürlichen Pocken, gleichsam auf einem glühenden Rost gebraten in meinem Bette lag, und ich sehe noch den hinzugerufenen Baldinger vor meinem Bette sitzen. In Weimar wohnten wir zuerst im Rentschelschen (nachherigen Bernstorffischen) Hause, was ich mich noch sehr gut erinnern kann. Am lebhaftesten steht vor mir der Tag, wo ich die ersten Hosen bekam (sie waren von weissem Leinen mit blauen Streifen) — ein Beweis, wie wichtig dieser Moment für einen Jungen ist.

Im Jahre 1767 bezogen wir ein eignes Haus, was der Vater am Markte gekauft hatte, und was mir wegen dieser lebhafteren Lage und wegen des schönen Gartens sehr angenehm war. In dieser Zeit fing ich an die Buchstaben zu lernen. Auch besuchte ich oft den alten Grossvater, einen alten ehrwürdigen Mann mit einer Allongenperrücke. Er war ein grader ehrlicher Pommer (aus Stolpe) und dabei von heiterm Humor, so dass ich von den Tanten oft zu Verkleidungen und kleinen Possenspielen benutzt wurde. Auch erinnere ich mich, von ihm die lateinischen Buchstaben schreiben gelernt zu haben. Im Jahre 1768 starb er, und da es mit meinem Lernen nicht fort wollte, ich auch ziemlich unartig war und der lieben Mutter nicht folgte, der Vater aber den ganzen Tag in praktischen Geschäften ausser dem Hause war, so wurde beschlossen, einen Informator (so hiess es damals) anzunehmen.

Zuerst erhielt ich einen Magister Senfting, der, ein gar lustiger Bursche, wahrscheinlich Alles mit mir spielend treiben wollte, mit mir auf der Erde herumkroch, mich auf sich reiten liess etc. Aber ich lernte nichts dabei, und da er, wie ich hinterdrein erfuhr, auch nicht der strengste in der Sittlichkeit war, so wurde er nach einem Jahr wieder entlassen. Nun bekam ich aber einen andern Erzieher von ganz entgegengesetzter Art, der 10 Jahre lang bei mir blieb und dessen Einfluss für mein ganzes Leben, und nicht bloss für meine Studien, sondern auch für meinen Charakter, entscheidend gewesen ist. Es war ein Candidat der Theologie Restel aus Zürbig, schon über 30 Jahr und schon seit 6 Jahren Hofmeister, ein ernster, strenger, hagerer, wenig sprechender Mann, mit einer Habichtsnase, ja einem völlig ciceronianischen Gesichte (ganz ähnlich der Büste Cicero's, selbst die Cicer nicht zu vergessen). Er war ein Schüler Ernesti's in Leipzig, philosophisch und theologisch gründlich gebildet, aufgeklärt, insofern diess Freiheit von allem Aberglauben und Mysticismus heisst, aber festhaltend am lutherischen Bibelglauben und an den Grundsätzen der alten strengen Erziehung. Er nannte mich Er, sprach ausser den Schulstunden wenig mit mir, freundliche Worte oder Mienen waren Seltenheiten, Lachen kam gar nicht vor. Unbedingter Gehorsam, Verbot alles Widerspruchs, pünktliche Beobachtung der Schulstunden, Auswendiglernen (besonders von lateinischen Vocabeln), anhaltender Fleiss und Beschäftigung, genaue Beobachtung von Zeit und Ordnung, und bei Uebertretungen strenge Verweise, selbst körperliche Züchtigungen, das waren die Grundzüge. Die Eintheilung des Tages war folgende: Früh 6 Uhr aufgestanden, dann ein Frühstück von Milch und Semmel, Ankleiden, Vorbereiten zu der Schule, $^1/_2$9 Uhr Butterbrod oder Obst, von 9—12 Uhr Schule, dann Mittagsessen, nachher bis 3 Uhr Bewegung im Garten oder Hause, von 3—5 Uhr Schule, dann Vesperbrod von Obst oder Brod mit Salz oder ein wenig Zucker, dann Spaziergang im Webicht, oder im Winter oder bei schlechtem Wetter eine Selbstbeschäftigung, um 7 Uhr frugales Abendessen (eine Suppe mit Brot, entweder mit Obst oder Butter, oder Mus, oder Möhrensaft). Dann bei den Geschwistern und von 8—9 Uhr bei dem Vater mit den Schwestern, wo ich gewöhnlich etwas vorlesen musste, dann wieder zum Hofmeister auf dessen Zimmer, hier noch lesen oder Auswendiglernen. Gewöhnlich übermannte mich der Schlaf, dann musste ich stehen, aber auch im Stehen schlief ich oft ein. Dann zu Bette, in welchem ich die Hände falten und den lutherischen Abendsegen nebst Vaterunser beten musste.

Jeden Sonntag wurde in die Kirche des Vormittags gegangen, auch zuweilen noch Nachmittags.

Die Einrichtung in der Schule, wobei auch die Schwestern grösstentheils gegenwärtig waren, war folgende. Zuerst jeden Tag ein Capitel in der Bibel vom Anfang an gelesen (daher ich auch die Bibel wenigstens 4 Mal ganz durchgelesen habe), dann Theologie nach einem von Restel selbst aufgesetzten streng dogmatischen Entwurf in Fragen und Antworten, — alles, besonders die Sprüche auswendig zu lernen. Dann Latein und in der Folge noch Griechisch. Hierbei hatte er eine sehr gute Methode. Die besten Autoren wurden cursorisch durchgelesen, dann schriftlich in's Deutsche übersetzt (wobei zugleich die deutsche Orthographie und Styl corrigirt wurden) und dann Rückübersetzung in's Lateinische. So habe ich eine Menge Autoren ganz durchgelesen. Die alten Sprachen waren die Hauptsache des Unterrichts. Nebenbei Geschichte, Geographie und Naturgeschichte; Auswendiglernen musste ich nur die lateinischen Vocabeln.

Ich kann diese Unterrichtsweise nicht genug loben und meinem Lehrer danken, besonders das Auswendiglernen der Bibelsprüche und guter Verse. — Sie haben mich wie gute Engel durch mein Leben begleitet — und oft in grösster Noth, Gefahr, Versuchung, ist mir ein solches Wort aus der Bibel vor die Seele getreten nnd hat mich gestärkt. Wieviel verdanke ich in der Noth den Worten: „Befiehl du deine Wege“, und in Versuchungen den Worten: „Wie sollt' ich ein solch gross Uebel thun und gegen meinen Gott sündigen.“

Gesellschaft hatte ich nur Sonntags Nachmittags und auch da nicht immer. Es waren die jungen Leute der Familien, welche auch Hofmeister hatten, Seidler's, Kotzebues, Lynker, Wilken, im Winter Witzleben. Hier wurde im Sommer im Garten oder auf Spaziergängen geturnt, Ball geschlagen, Krieg gespielt, im Winter besonders auf kleinen Theatern mit selbstverfertigten Figuren Comödien aufgeführt oder Professors gespielt, wobei ich besonders viel Beifall fand. Einer, nachdem er sich vorher einen Buckel und lächerlichen Anzug gemacht hatte, bestieg einen Stuhl und unterhielt nun die andern, die herumsassen, mit Spässen und Schnurren; jemehr sie Gelächter erregten, desto grösser war sein Lob. Während dessen sassen die Hofmeister im Nebenzimmer und unterhielten sich bei Bier und Taback über gelehrte Gegenstände.

Diese stille, strenge, einförmige, pedantische Erziehung, das Zusammenleben mit diesen ernsten Männern hatten nun den entschiedensten Einfluss, nicht bloss auf meinen Unterricht, sondern auf meine ganze Bildung, Geistesrichtung und Charakter, und im Ganzen sehe ich es als eine neue Gnade Gottes an, dass er es gerade so fügte, und werde auch, so schwer und drückend es mir in der Gegenwart gewesen sein mag, noch in jener Welt meinem braven Restel für diese Strenge und für jeden Schlag danken, den er mir gab. Denn ohne diess wäre zuverlässig nichts Gutes und wenigstens nicht das, was ich geworden bin, aus mir geworden. Ich hatte nämlich einen gewaltigen Trotzkopf, Starrsinn und Eigensinn, Tücke, Neigung zur Lüge, zum Müssiggang, Unordnung, Sinnlichkeit. — Es war keine kleine Aufgabe, diess heraus zu bringen. Aber es gelang. Der Starrsinn und Trotz wurde mit Gewalt gebrochen. Nicht einmal widersprechen oder disputiren, oder die Frage: Warum? wurde gestattet; anstatt des Lobes, was bei uns gar nicht eingeführt war, hörte ich so oft die Worte: „Du bist ein dummer Junge, aus Dir wird nie etwas", dass ich es am Ende selbst glaubte, jede Spur von Eigendünkel verwischt wurde und ich auch in meinem nachfolgenden Leben nie etwas Besonderes von mir gehalten habe. Es ist an die Stelle für mein ganzes Leben getreten Nachgiebigkeit, Sanftmuth und Milde, auch bei Beleidigungen, Ergebung und Gehorsam, erst gegen das Gesetz und die Pflicht, dann gegen die Führungen des Schicksals, selbst Entsagung, die mir in der Folge meines Lebens so nothwendig war. Ebenso wirkte der Ernst und die Schweigsamkeit meines Lehrers, die Abgeschlossenheit und Einsamkeit meines Lebens das Gute, dass ich mich frühzeitig selbst beschäftigen und im Innern zu leben lernte, da mir das äussere Leben versagt war. Dadurch wurde unstreitig jene Liebe zur Einsamkeit, zum Nachdenken und wissenschaftlichen Beschäftigungen geweckt, die mir mein ganzes Leben hindurch geblieben sind und ihm seine Richtung gegeben haben. Dazu kam nun noch, dass ich sehr bald, im 14. Jahre, ein Philosoph, und zwar ein Stoiker, wurde. Zufällig fiel mir eine kleine lateinische Ausgabe des Epictet (Epicteti Enchyridion et Cebetis Tabula) in die Hände. Darin las ich mit Verwunderung und grossem Vergnügen, dass alles Aeussere etwas Unwesentliches sei, ja selbst mein Arm und mein Fuss nicht zu meinem Ich, zu meinem innern Wesen gehöre, und dass die rechte Weisheit sei, alles Aeussere, selbst Schmerzen und Missgeschick von sich abzusondern und nur im Innern zu leben, und dass man dadurch über Alles triumphiren und bei allem Uebel dennoch innerlich sehr glücklich sein könne, — was mir denn in meiner Lage sehr zusprach und mich sehr stark machte. Die Folge von alle dem war, dass ich ausser meinen Schulbeschäftigungen und dem eigentlichen Lernen mir eine Menge ausdachte. Lesen, Sammlung von Mineralien, Kupferstichen (von meinem Taschengeld gekauft), Papparbeiten, Gartenarbeiten (wobei ich mich noch erinnere, dass ich lange mit dem grossen Project umging, das Wasser aus dem Brunnen im Hofe in den Garten zu leiten), Arbeiten für unser kleines Theater, ja selbst zuletzt das Schreiben von Comödientexten, wovon ich mich noch eines Trauerspiels „Rinaldo" erinnere, — vor Allem aber Zeichnen und Malen, wozu ich besondere Neigung fühlte. Ich hatte zuerst zum Lehrer den Hofmaler Heinsius, der die Sache ganz pedantisch nach alter Weise angriff. Ich musste ½ Jahr nichts als grade Striche, Cirkel und Ovale zeichnen, dann nichts wie Augen und so allmälig weiter. Diess hatte allerdings, wenn es gleich langweilig war, doch den Nutzen, Finger und Augen an die Bildung der Grundstriche zu gewöhnen und ihnen Festigkeit zu geben. Später hatte ich das Glück, den guten, liebenswürdigen Kraus zum Lehrer zu bekommen, der die Sache freier und moderner trieb. Ich brachte es so weit, dass ich sehr gut nach Gyps zeichnete. Ja ich habe die Freude gehabt, nebst Kestner der erste zu sein, mit welchem unter Götze's Leitung die Zeichenakademie in Weimar errichtet wurde und einen der Preise zu erhalten. — Ich blieb aber dabei nicht stehen, sondern lernte auch, ganz für mich, nach Sulzer's Anleitung (aus seiner Theorie der schönen Künste) in Kupfer ätzen. Das Zeichnen ist mir für die Folge und ganze Ausbildung von grossem Nutzen gewesen. Es bildet ein richtiges Augenmaass und richtiges Gefühl für Verhältnisse, es bildet das Auge aus, den Sinn des Gesichts, man lernt richtiger sehen. Ausserdem giebt es die Kunst, gleich aufzeichnen und fixiren zu können. So ist es mir bei dem Studium der Anatomie und nachher auf meinen Reisen von grossem Nutzen gewesen. Ganz besonders aber hatte ich früh die Neigung etwas herauszugeben und den Schriftsteller zu machen. Ich unternahm in meinem 12. Jahre ein Wochenblatt unter dem Titel: „Angenehmes Wochenblatt“, welches alle Sonnabend an die Familie, die aus drei Tanten bestand, gegen Pränumeration von 2 Thlr. jährlich ausgegeben wurde. Es enthielt jedes Blatt zuerst einen Aufsatz, den ich entweder selbst verfertigte oder aus andern Büchern abschrieb, dann Familien- und Stadtneuigkeiten und zuletzt auswärtige; zuweilen wurden von mir verfertigte Zeichnungen beigefügt. Es ist noch vorhanden. Es diente dazu, mir Fertigkeit in Aufsätzen und im Schreiben zu verschaffen, und beweist zugleich, dass der wahre Keim, der in uns liegt, sich sehr bald regt. Denn das war der Schriftstellerkeim, und es ist merkwürdig, dass derselbe, der dieses kindische Wochenblatt schrieb, nachher das erste und älteste medicinische Journal herausgegeben hat.

Aber in einer andern Sache hatte die Vorhersagung getäuscht. Ich arbeitete zu des Vaters Geburtstag immer eine lateinische Rede aus, die ich dann auswendig lernte und früh ihm hersagte. Diess hatte ich nun einst zu grosser Zufriedenheit gethan. Nachmittags wurde eine Partie nach Belvedère mit den Tanten gemacht, und, da wir hier auf einem Rasenplatz sassen, wo in der Mitte eine kleine Erhöhung war, so wünschte der gute Vater, ich möchte auch hier diese Rede noch einmal hersagen. Aber da überfiel mich wegen der Gegenwart der Tanten und des freien Locals eine solche Scheu und Furcht, dass ich nicht ein Wort hervorzubringen vermochte und der Vater endlich im grössten Aerger sagte: „Nein, aus Dir wird sicher nie ein Professor.“ Und doch ist einer aus mir geworden, aber freilich kein Redner.

Eine schlimme Sache für mich war die Gespensterfurcht, die mir leider, wie so vielen Kindern, durch dumme Gespenstergeschichten, die uns die alten Kinderfrauen erzählen, mitgetheilt worden war. Insbesondere stand mir ein abgeschiedner Geist, der sich nach der alten Eva Erzählung in einem weissen Sterbekleid mit schwarzen Schleifen hatte sehen lassen, im Dunkeln beständig vor den Augen. Dazu kam noch das Trauerspiel „Semiramis“, in welchem ich den Geist des Ninus aus dem Grabe aufsteigen sah, — ein Bild, was sich ganz meiner Einbildungskraft bemächtigte. Deswegen war mir der schwerste Gang, den ich täglich zu machen hatte, der Gang des Abends 9 Uhr von dem Vorderhause über einen langen Gang in das Hinterhaus, den ich daher nie ohne Licht machen konnte. Aber zwei Dinge heilten mich davon.

Zuerst der Unterricht Restel's, der, sowie er überhaupt entfernt von jedem Aberglauben und Mysticismus war, mich auch fest davon überzeugte, dass es erstens ganz unmöglich sei, dass man Geister sehen könnte, und zweitens, dass es auch mit der Liebe und Weisheit Gottes unvereinbar sei. Weiter brachte ein Ereigniss die Sache zum Durchbruch, zur That. Die Grossmutter war gestorben. Ich war 15 Jahre alt. Sie sollte den Abend begraben werden, eine Sache, die schon das Gemüth mit Schauer erfüllt. Ich sass Abends im Dunkeln in der Kammer neben unserer Stube allein. Plötzlich höre ich ein Gepolter im Nebenzimmer, wo, wie ich gewiss wusste, Niemand war. Im ersten Augenblick wurde ich von Furcht ergriffen. Aber plötzlich sage ich mir: es kann nichts Uebernatürliches sein, denn es kann keine Gespenster geben und es ist kindisch und lächerlich sich davor zu fürchten; fasse dir ein Herz und du wirst dich davon überzeugen. Diess that ich denn, riss die Thür auf, trat in das dunkle Nebenzimmer, und es fand sich, dass eine Katze durch das offne Fenster hereingekommen war und durch dasselbe nun wieder entfloh. Diess heilte mich vollkommen, ich konnte von nun an auch im Dunkeln den langen Weg über den Gang in's Hinterhaus machen und bin mein ganzes Leben hindurch immer, wenn mir etwas Gespenstisches vorkam, grade darauf losgegangen.

Mit meiner ersten Bekanntschaft mit dem öffentlichen Theater ging mir's übel. Der liebe Vater fürchtete gar sehr jeden nachtheiligen Eindruck auf meine kindliche Unschuld und Moralität. Ich sollte also zum ersten Male ein recht rein moralisches Stück sehen. Es war im Jahre 1769, die erste Schauspieler-Gesellschaft, die in Weimar war, die Starkische, spielte im Reithause. (Nachher kam die berühmte Koch'sche, bei welcher Ekhof, Bruckner etc. waren, die später im Schloss spielte, dann die Seiler'sche, dann der Schlossbrand und hierauf gar keine Truppe mehrere Jahre lang, sondern ein Liebhaber-Theater unter Goethe's Leitung). Nun hatte sie eines Tages ein Stück angekündigt, „der dankbare Sohn.“ Diess sollst du sehen, sagte der Vater, weil er es für mich nützlich hielt, und mit Freude vernahm ich diese Erlaubniss. Ich trat herein. Schauerliche Dunkelheit umgab mich. Nur einzelne Stimmen der sich sammelnden Zuschauer unterbrachen sie. Bange Erwartung der Dinge, die da kommen sollten, erfüllte mich. Nun erhob sich plötzlich hinter dem heruntergelassenen Vorhang ein gräulicher Lärm, Geschrei mit harten Prügeln untermischt. Ich glaubte, diess gehöre zur Comödie. Endlich nach langer Zeit ging der Vorhang in die Höhe und es erschien Harlequin mit Colombinen und andere Possenreisser, und das Ganze war nichts als ein Possenspiel. Ich ging sehr erfreut darüber nach Hause, aber wie erstaunte der Vater, als ich ihm, statt des „dankbaren Sohnes,“ die Nachricht von diesem Possenspiel brachte. Man erfuhr nachher, dass eine Prügelei unter der Schauspieler-Gesellschaft vor Anfang des Stückes entstanden war, welche die Aufführung des „dankbaren Sohnes“ verhindert und den Director genöthigt hatte, das Publikum mit einem Possenspiel zu unterhalten, denn damals existirte noch der Harlequin auf dem Theater. Eine grosse Neigung hatte ich zur Feuerwerkerei, und mein kleines Taschengeld ging, ausser Kupferstecher- und Malergeräth, grösstentheils für Schwärmer, Feuerräder u. dgl. hin. Gewöhnlich blieb es bei den zwei ersten, die im Garten abgebrannt und die nicht sehr bemerkt wurden, aber zuletzt kaufte ich mir eine Rakete, ohne noch ihre Kraft zu kennen. Ich steckte sie mit dem untern Theile in die Erde und zündete sie an, aber wer beschreibt meinen Schrecken, als sie nicht in der Erde blieb, sondern sich losriss und gen Himmel stieg! Gern wäre ich ihr nachgeflogen, um sie zurückzuziehen, denn unglücklicher Weise wohnte der Hof und die Herrschaft gleich neben dem Garten im Fürstenhause, und diese Ungezogenheit, die zugleich gefährlich hätte werden können und verboten war, konnte mir Verweise und Strafe und selbst dem Vater Vorwürfe zuziehen. Indess ging es glücklicher vorüber als ich gedacht hatte. Man hatte es wenig bemerkt und ich kam mit einer Warnung für die Zukunft davon.

Aber schlimmer ging es mir mit dem Phosphor. Ich hatte gelesen, dass in alten Zeiten die Mönche sich häufig dieses Mittels bedient hätten, um Gespenster zu spielen und den Aberglauben zu erhalten. Ich beschloss einen solchen Versuch mit meinen armen Schwestern anzustellen. Sie schliefen, vier an der Zahl, in derselben Schlafstube. Ich nahm heimlich ein Stückchen Phosphor in einem Gläschen mit Wasser von des Vaters Hausapotheke und wollte damit an die Wand in ihrer Schlafkammer mit grossen Buchstaben schreiben: „Ihr bösen Mädchen bessert Euch“, damit sie in der Dunkelheit der Nacht durch diese feurige Schrift erschreckt werden sollten. Als ich aber im besten Schreiben war, entzündete sich das Stück Phosphor in meinen Fingern zur Flamme, und, indem es zugleich schmolz, verbrannte es mir jämmerlich die drei Finger, und, was das Schlimmste war, war gar nicht zu löschen, denn selbst im Wasser brannte die Flamme immer fort, bis auf die Knochen. Ich litt fürchterliche Schmerzen und war erst nach 3 Wochen geheilt. — Das Schlimmste war, dass noch so viel Phosphor auf den Fussboden geflossen war, dass noch lange die Stelle leuchtete und dadurch grosse Furcht vor Feuersgefahr entstand. Ich war genug durch den Schmerz für meinen Muthwillen gestraft, sonst möchte noch eine andere erfolgt sein.

Aber auch sonst fehlte es nicht an Muthwillen; und ich muss zwei Geschichten erzählen, die mich noch im Alter tief kränken.

Die erste betraf einen Herrn Vetter, der auf einige Zeit bei uns wohnte, und, weil er ein geschickter Zeichner war, das Bild des seligen Erbprinzen in Pastell bei uns malte. Die Pastellstifte erregten meine ganze Aufmerksamkeit und Liebe, und besonders war einer darunter, dem ich wegen seiner schönen Incarnatfarbe nicht widerstehen konnte. Ich mochte etwa 7 Jahre alt sein; ich dachte, er habe ja der Stifte so viele, dass er diesen wohl entbehren und auch wohl gar nicht vermissen würde. Aber unglücklicher Weise war es gerade eine Farbe, womit er des Prinzen Kleid malen musste, und nun entstand ein gewaltiges Suchen im ganzen Hause, nach demselben grosse Noth, am Ende auch Verdacht — und mir wurde dieser Stift zur wahren Strafe und Plage, denn statt eine Freude von seinem Besitze zu haben, brannte er mich wie eine glühende Kohle; ich versteckte ihn aus Angst in einen der entferntesten Winkel des Hauses. Ich bekannte schlechterdings nichts, aber endlich wurde es dennoch entdeckt und diess war das einzige Mal, wo mich der Vater mit einer kleinen Reitpeitsche gezüchtigt hat.

Das zweite war ein Muthwillen, den ich an einem der Hofmeister meiner Spielgenossen, dem Magister Volke, ausübte. Es war ein recht guter lieber Mann, dem ich auch recht gut war, aber eines Tages gehen wir in corpore spazieren und ich merke im Vorbeigehen, dass er noch geschwinde bei Seite gegangen war. Ich konnte dem augenblicklichen muthwilligen Einfall nicht widerstehen, ihn an diesem Orte einzusperren und drehte den Schlüssel um; wir gehen vor's Thor und der arme Mann kommt natürlich nicht nach. Man kann sich die Unruhe denken, die nun entstand, sowie meine Gewissensangst. Was hätte ich darum gegeben, es nicht gethan zu haben. — Endlich beim Zurückkommen wurde erst die Ursache seines Ausbleibens bekannt, und nun entstand eine allgemeine Inquisition nach dem Thäter. Aber kein Mensch hatte es gesehen und ich leugnete standhaft. Genug der gute Mann hat den Thäter nie erfahren, und ich habe mir in der Folge die grösste Mühe gegeben, durch Aufmerksamkeiten und Liebesbezeugungen es wieder gut zu machen. — Diess war ein blosser Muthwillen und durchaus keine böse Absicht. — Ein Wink für Erzieher.

Ich mochte etwa 12 Jahre alt sein, da fing Basedow sein Elementarwerk und damit jene neue Revolution in der Erziehung an, welche auf eine allgemeine mehr encyclopädische Ausbildung des Geistes gerichtet war und die bisherige classisch-pedantische als zu eng und steif stürzen sollte, ihr auch wirklich (zunächst durch Campe und Salzmann fortgepflanzt) einen so gefährlichen Stoss gegeben hat, dass sie sich noch jetzt nicht recht davon erholen kann. Er reiste dazu in Deutschland herum, um Subscribenten für sein Werk und zugleich Zöglinge für sein Erziehungs-Institut in Dessau zu werben.

Er kam auch nach Weimar und in meines Vaters Haus, um ihn dafür einzunehmen und mich anzuwerben. Hier nun entstand ein heftiger Kampf zwischen der neuen Lehre und meinem alten pedantischen, classischen Restel. Ich vergesse nie den Vormittag, wo Basedow zu uns kam, um mich zu sehen und zu prüfen. Ich sehe ihn noch, den grossen, starken, etwas plumpen Mann, mit einem dicken spanischen Rohr, wie er vor mir stand, seinen Stockknopf unter seine breite Nase drückte und mich ausfragte. Er fragte, was ich im Lateinischen lese. Ich antwortete: den Cornelius Nepos. Er fragte weiter: welche von den grossen Männern mir am besten gefielen? Ich antwortete: Aristides. Und auf die Frage warum? sagte ich: wegen seiner Gerechtigkeit. — Diess schien ihm zu gefallen, und er erneuete seine Anträge, mich in sein Institut zu bekommen. — Aber der weise Vater blieb fest, wofür ich ihm noch im Grabe danke, und liess mich unter Restel's Zucht. Denn wahrscheinlich würde nichts aus mir geworden sein, wenigstens kein Gelehrter, wie die Resultate jenes Instituts nachher bewiesen haben.

Aber ein noch grösserer Sturm stand dem guten Restel mit meiner Erziehungsmethode bevor. Goethe zog im Jahre 1776 in Weimar ein. Dieser junge 27jährige feurige Herr Doctor — denn so hiess er damals — brachte eine wunderbare Revolution in diesem Orte hervor, der bisher ziemlich philisterhaft gewesen war und nun plötzlich genialisirt wurde. Es war kein Wunder. Man kann sich keinen schöneren Mann vorstellen. Dabei sein lebhafter Geist und seine Kraft, die seltenste Vereinigung geistiger und körperlicher Vollkommenheit, gross, stark und schön; in allen körperlichen Uebungen: Reiten, Fechten, Voltigiren, Tanzen war er der Erste. Ich habe nie etwas Schöneres und Vollendeteres gesehen, als ihn den Orestes in seiner Iphigenie darstellen, Corona Schröder die Iphigenie, v. Knebel den Thoas, Prinz Constantin den Pylades. Es war ein echtes Bild des schönsten klassischen Griechenthums. Zu dem allen kam nun noch seine Gunst bei dem jungen Fürsten, der eben die Regierung angetreten hatte, und den er ebenfalls plötzlich aus einer pedantischen, beschränkten, verzärtelnden Hofexistenz in's freie Leben hinausriss, und damit anfing, dass er ihn im Winter eiskalte Bäder nehmen liess, ihn beständig in freier Luft erhielt und mit ihm in seinem Lande herumreiste, wobei dann überall brav gezecht wurde, wodurch man aber auch genaue Kenntniss des Landes und der Persönlichkeiten erwarb. Die erste natürliche Folge dieser heroischen Kur war freilich eine tödtliche Krankheit des Herzogs, aber er überstand sie glücklich, und der Erfolg war ein abgehärteter Körper für das ganze folgende Leben, so dass er ungeheure Strapatzen hat aushalten können. — Genug es folgte eine vollständige Umwälzung. Alle jungen Leute legten Goethe's Uniform: gelbe Weste und Beinkleider und dunkelblauen Frack an, und spielten junge Werther; die Alten murrten und seufzten. — Alles kam aus seinen Fugen. — Auch so die Erziehungsmethode, die in einem Hause, mit welchem Goethe in genauer Verbindung lebte — dem Stein'schen — und mit dessen Jugend ich auch vereint war, gänzlich in's Geniale umgeschaffen wurde, unter ihres Hofmeisters Kästner's Leitung, der ganz in diese Ideen einging. Aber mein Restel hielt Stand und liess sich nicht irre führen.

Aber wohl hatte jene Zeit auf mein Inneres bedeutenden Einfluss. Ich war im 16. Jahre. Einige Jahre lang hatte Siegwart's weinerlich empfindsame Periode geherrscht, und ich hatte ihn gelesen und bittere Thränen auf dem Grabe des vor Liebe Verschmachteten vergossen. Nun kam Werther, der uns eine andere Art von Empfindsamkeit, die mehr heroische, darstellte, und beide vereinigt gaben meinem Gefühl die Richtung.

Das Theater war mit dem Schlosse abgebrannt und die Finanzen erlaubten nicht, eine neue Truppe zu engagiren. Goethe, der ganz im Theater lebte (man sehe Wilhelm Meister's Lehrjahre, die sein damaliges Leben darstellen) ruhte nicht, bis er eine Liebhabergesellschaft zusammengebracht hatte, und ausser der grossen noch eine kleine von Kindern und jungen Leuten, wozu ich die Ehre hatte mit ausgewählt zu werden. Es wurde zuerst ein kleines Stück gewählt, „der junge Don Quixote“, und ich bekam die Rolle des Grossvaters, mit Allongenperrücke und altväterischer Tracht. Nach einer Menge Proben erschien endlich der Tag der Aufführung. Die Liebhabertruppe spielte im Hauptmann'schen (nachher Reitzenstein'schen) Hause in der Esplanade, öffentlich vor dem Hof und dem Publikum. Mit klopfendem Herzen betraten wir (sämmtlich zwischen 12 und 14 Jahren) das Haus, dazu kam, dass es ein schwüler Sommertag war, dass sich zugleich ein Gewitter einstellte. Vorher wurde „Ervin und Elmire“ vorgestellt und mit Angst sahen wir schon während dessen die Blitze und hörten den Donner. Nun kam unsere Vorstellung. Das Gewitter tobte immer heftiger, und eben als ich noch auf den Knieen lag und eine Liebeserklärung hersagte, schlug der Blitz wirklich in's Haus ein, doch ohne zu zünden oder zu tödten. Aber nun war die Contenance der jungen Schauspieler-Gesellschaft vorbei; Alles rannte vom Theater weg und lief im strömenden Regen nach Hause. — Diess Ereigniss schien mir ein Omen: dass ich mich nicht dem Theater hingeben sollte. — Doch mussten wir nach einigen Wochen noch einmal spielen und nun ging Alles vortrefflich. Wir wurden applaudirt, zogen nachher am hellen Tage in unserm Costüm auf das Fürstenhaus und wurden da herrlich bewirthet.

Ich kann von meiner Jugend nicht sprechen, ohne dankbar eines Lehrers zu erwähnen, der einen wesentlichen Einfluss auf mein damaliges Leben und meine Bildung gehabt hat, des nachmaligen Bibliothekar Schmid. Er gab mir zuerst im Französischen, dann im Englischen Stunden, aber zugleich knüpfte er ein Freundschaftsband mit meinem Restel und unserm ganzen Hause an, und kam also sehr oft, besonders um mit uns spazieren zu gehen. Er war einer von den Menschen, die bei sehr beschränkter Existenz dennoch unaufhörlich heiter, lebensfroh und zufrieden sind, weshalb er sich vortrefflich eignete, den Ernst und die Stille meiner Restel'schen Einöde zu mildern und aufzuheitern. Dabei besass er einen Schatz von Kenntnissen, besonders historischen, belletristischen und unterhaltenden Anekdoten. Dadurch lernte ich nicht allein sehr viel, sondern nahm auch jene heitere Laune und Ansicht der Gegenstände mit in mich auf, die mir, nächst meiner natürlichen Anlage, dadurch für immer eigen wurde. Besonders interessant und lehrreich für mich waren die Disputationen, die sehr oft, bei ihrer verschiedenen Denkart und Stimmung, zwischen ihm und Restel entstanden. Meine tiefe Verehrung gegen Haller und Friedrich II. begründete Schmid, der beide enthusiastisch vergötterte. Durch diesen Mitgenossen erhielten unsere täglichen Webicht-Spaziergänge, statt der frühern Langenweile, den Reiz der Unterhaltung. Wir waren alle drei kurzsichtig und wurden, weil wir immer zusammen spazierten, von Berendes die drei Blinden genannt. Hier muss ich auch noch eine

Beschäftigung erwähnen, die ich mir dabei nicht bloss zur Unterhaltung, sondern zur Pflicht gemacht hatte. Sie bestand darin: allen Disteln, die mir aufstiessen, mit dem Stock die Köpfe abzuschlagen. Ich hielt es nämlich für ein grosses Verdienst, dieses unnütze und schädliche Gewächs auszurotten, und hatte mir es zur heiligen Pflicht gemacht. — Wenn jetzt weniger Disteln im Webicht wachsen, so habe ich allerdings den Ruhm davon. Zugleich aber ist es mir ein Beweis, dass ich schon damals viel Sinn für kosmopolitische Ideen hatte, der sich nachher in meinen Werken: über Leichenhäuser, Ausrottung der Pocken, Makrobiotik etc. thätig zeigte, ja mich durch mein ganzes Leben hindurch beseelt hat.

Die letzten drei Jahre meiner Schulzeit, vom 15.—18. Jahre, ging ich zwar nicht auf das Gymnasium, aber zu dem Director des Gymnasiums, dem alten würdigen Heinze, einem Schüler Gesner's, nebst einigen andern Primanern in tägliche Privatstunden, um mich im Griechischen und Latinität, er war ein ausgezeichneter Ciceronianer, zu vervollkommnen. Wir lasen die ganze Iliade durch, Cicero de finibus, und machten lateinische Aufsätze. Hier vergesse ich nicht, dass er mir einmal auf einen derselben schrieb: auctorem te futurum esse auguror, und ich glaube es hat etwas dazu beigetragen, mich zum Schreiben aufzumuntern und seine Prophezeiung wahr zu machen.

Noch eines andern Mannes muss ich erwähnen von grossem Einfluss auf mich. Es war ein alter Onkel, Geh. Reg.-Rath Müller, der früher ein Weltmann, an Höfen und in diplomatischen Geschäften verwandt war (auch unter Prinz Eugen bei der Belagerung von Philippsburg). Nachher in Weimar im Regierungs-Collegium zurückgesetzt, blieb er einige Monate aus den Sitzungen weg, um das Collegium seinen Verdruss fühlen zu lassen, und blieb endlich, theils aus Hypochondrie, theils aus Scham nun wieder zu erscheinen, ganz zu Hause, so dass er 24 Jahre im Schlafrock in seinen drei Zimmern lebte. Dieser Mann machte sich's noch zum Geschäft mich auszubilden, und besonders in feinem Weltton, Geschmack und guten Sitten. Ich musste ihm alle Monate den deutschen Mercur bringen und er schenkte mir Chesterfield's Briefe an seinen Sohn, die damals herauskamen, in welchen beständig dem jungen Menschen zugerufen wird: „die Grazie, lieber Sohn, die Grazie, das ist die Hauptsache, wenn Du Dein Glück in der Welt machen willst.“ Ich wusste freilich nicht, wie ich diess anfangen sollte, aber gewiss hat es doch Einfluss auf mein Betragen gehabt. — Auch schenkte er mir Dusch's Briefe zur Bildung des Geschmacks, die ich fleissig studirte und die gewiss zur Nahrung einer kleinen poetischen Ader, die in mir lag, beigetragen haben. Ich erinnere mich doch nur zweier Gedichte, die ich in der Zeit gemacht habe: eins auf den Tod eines Eichhörnchens, das ich sehr liebte und das im strengen Winter auf der Flucht erfroren war, und eins auf Fräulein Auguste v. Witzleben, in die ich mich — obwohl sie 3 Jahre älter war und nie etwas davon erfahren hat — sterblich verliebt hatte. Ich erinnere mich nur noch, dass es sich anfing: „Du blaues Aug', Du Quelle meiner Freuden.“

Aber wichtiger und höher steht Herder's Erscheinung aus jener Zeit vor mir. Dieser grosse, herrliche, schon durch seine äussere edle Gestalt imponirende Mann (auch durch Goethe hierher gebracht) trat jetzt als Prediger auf. Noch nie hatte ich solchen Prediger gehört, denn von ihm konnte man wirklich auch sagen: Er predigte gewaltig und nicht wie die Schriftgelehrten. Wie ein Apostel stand er auf der Kanzel, die Hände gefaltet vor ihm liegend, mit dem Gesicht gen Himmel gerichtet, ohne alle Gesticulationen, ja ohne alle Declamation, ruhig, aber kräftig in seiner tiefen Bassstimme Worte der Salbung und des höheren Lebens aussprechend, nicht als wenn es seine Worte wären, sondern als wenn sie ihm von Oben zuflössen, als wenn er nur das Organ wäre, durch welches eine höhere Macht zu uns spräche. Durch ihn lernte ich ein höheres Christenthum (was bisher immer nur dogmatisch gewesen war) kennen, durch ihn wurde mein Geist näher zu Gott und zum ewigen Leben gehoben, — er brachte mich Gott näher. Dank Dir, edler Geist, dafür noch in jenen seligen Räumen, die Du jetzt bewohnst.

Akademische Studien 1780—1783.

Jena.

Der liebe Vater hatte es sehr gut berechnet. Meine älteste Schwester war an den herrlichen Professor Weber aus Rostock verheirathet, ein Mann wie ein Engel; da konnte ich zwar nicht wohnen, aber sie sollten Aufsicht über mich haben. Dann waren Loder, Stark Freunde unseres Hauses. — Aber was helfen alle Berechnungen und Aufsichten bei einem jungen Menschen von 18 Jahren, der zum ersten Male in die Freiheit kommt. Der Ton unter den Studirenden in Jena war damals über alle Maassen roh, liederlich und ausgelassen, der ächte alte Comment in voller Herrschaft; Landsmannschaften, Commerce, Saufgelage, Schlägereien an der Tagesordnung. Und gerade der Schwager Eichhorn's, an dessen Haus ich besonders empfohlen, war einer der ärgsten Renommisten. So kam ich allerdings in solche Verbindungen. Aber mein guter Engel und Gottes Gnade haben mich dennoch auch hier bewahrt, dass ich nicht vom Wege der Tugend abgewichen und in grobe Ausschweifungen verfallen bin. Da habe ich recht, trotz alles bösen Beispiels und aller Versuchungen, die Kraft einer frommen religiösen Erziehung erfahren. Nur der Ernst des Studiums, der Fleiss, das beständige Denken an dic cur hic litten unter dieser Umgebung, wozu noch die herrliche Natur, die mehr hinaus als herein in's Haus lockte, das Ihrige beitrug.

Das Einzige, was ich wirklich in Jena gelernt habe und was ich noch ewig dem werthen Loder verdanke, ist Anatomie, und ich kann sagen, dass ich Alles, was ich davon weiss, ihm zu danken habe; denn er war einzig als Lehrer dieser schweren Wissenschaft, und hatte eine Gabe des Vortrags, seinen Gegenstand lebendig und deutlich zu machen, wie ich sie nachher nie wieder gefunden habe. Dieser Lehrer zeigte recht, dass es nicht von der Menge der Cadaver, sondern von der Methode und Bemühung des Lehrers abhängt, wenn man etwas lernt; denn mit zwei Cadavern — mehr hatten wir den ganzen Winter hindurch nicht — hat er uns vortrefflich und hinreichend unterrichtet.

Ausser den oben Genannten waren meine Freunde Kotzebue, Schulz und ein gewisser Schweickert, ein stiller fleissiger Mensch, der mit mir in einem Hause wohnte.

Göttingen.

Mein theurer Vater merkte wohl, dass ich in Jena nicht so viel lernte, als ich sollte, und zu viel Geschmack an den Vergnügungen bekam. Auch bin ich überzeugt, dass, wenn ich in Jena geblieben wäre, es mit meiner wissenschaftlichen Bildung ziemlich mittelmässig ausgesehen haben würde. Es wurde also beschlossen, mich Ostern 1781 nach Göttingen zu schicken, einer Universität, die damals, besonders in der Medicin, allen anderen vorstand. Männer wie Richter, Murray, Baldinger, Wriesberg, Blumenbach, Gmelin machten die medicinische Facultät aus; ausserdem Schlözer, Lichtenberg, Kastner, Gatterer, Heyne, Spittler, lauter Heroen der gelehrten Welt. Ich reiste in Gesellschaft des Stud. Grellmann, eines mehrere Jahre älteren, gesetzten, ernsten, streng sittlichen Menschen, der auch seine Studien in Göttingen vollenden wollte, der mit mir in ein Haus zog und, wie ich nachher erst anzunehmen Ursache hatte, im Stillen vom Vater beauftragt war, mein berathender Freund und Beobachter zu sein, ohne dass ich es doch je bemerkt habe.

Ich kann nicht leugnen, dass mit der Versetzung nach Göttingen eine totale Veränderung in meinem ganzen Wesen vorging. War es der Einfluss der Göttinger Luft oder des dort herrschenden Geistes, der auch unter den Studirenden mehr Fleiss, Anständigkeit und Selbstständigkeit hervorrief, oder die ernste gänzliche Abgeschiedenheit vom elterlichen Hause, das Gefühl der Fremde — wahrscheinlich Alles vereint; genug, es ward Stille in mir, und ich fand kein grösseres Vergnügen, als meine Collegia zu hören und dann auf meiner Stube zu studiren. Ich muss Göttingen den Dank zollen, dass es den Grund zu meiner ganzen Wissenschaftlichkeit gelegt hat. Dazu gesellte sich noch ein grosser Grad von Schwermuth, die überhaupt immer in der Tiefe meines Charakters lag, sowie zwei mein Herz tief betrübende Ereignisse, erst der Tod meines lieben Schwagers Weber in Jena, dann der Tod meiner geliebten Mutter; sie starb plötzlich am Nervenschlage 1782. Mein Lieblingsgedanke war das Sterben und mein Lieblingslied:

Meines Lebens Zeit verstreicht,
Stündlich eil' ich zu dem Grabe.

Besonders gegenwärtig war mir immer der Vers:

Schein' ich von dir verlassen,
So will ich mich doch fassen
Und deiner Hülfe trau'n,
Und wenn ich auf dieser Erde
Nicht gross, nicht glücklich werde,
Voll Glaubens in die Zukunft schau'n.

Von grossem Nutzen war mir der nahe Umgang mit Lichtenberg und Osann, zu dem ich in den letzten anderthalb Jahren in's Haus zog, und der mir durch die Liebenswürdigkeit seines Charakters, seine Wissenschaft und praktische Geschicklichkeit als Freund, Muster und Lehrer von grossem Werthe war und unvergesslich bleibt. Groschke und de Neufville waren meine einzigen näheren akademischen Freunde. Richter, Blumenbach und Lichtenberg haben den stärksten Einfluss auf meine Bildung gehabt. Dem trefflichen Richter verdanke ich die vorwaltende praktische Richtung in der Wissenschaft, die mir durch mein ganzes Leben treu geblieben ist.

In dem heissen trocknen Sommer des Jahres 1783, wo nach dem Erdbeben in Calabrien ein trockner Höherauch die ganze Luft erfüllte, promovirte ich den 24. Juli mit der Dissert. de usu vis electricae in Asphyxia (Opponentibus Hufeland, Girtanner, Groschke) und reiste den folgenden Tag nach Weimar ab.

Arzt in Weimar 1783—1793.

Es war zu Ende des Julius, wo ich meinen Einzug in Weimar hielt. Ich fand den lieben Vater fast erblindet und sehr gebeugt und traurig. — Er konnte fast nichts mehr lesen und sah nur die Gegenstände im Grossen; — dabei oft das heftigste Herzklopfen, Schwindel, Hypochondrie. Die Schwestern waren ausser sich vor Freude, ihren Bruder wieder zu sehen, der nun auch die Stütze des Vaters und des ganzen Hauses sein sollte. — Ich fühlte tief meine nunmehrige Bestimmung und nahm mir fest vor, mich ihr ganz zu weihen, des Vaters Arbeit zu übernehmen und ihm sein schweres Leben zu erleichtern. Es war eine schwere Aufgabe für den jungen 21jährigen Mann, die ganze grosse Praxis des Vaters — denn er hatte die stärkste, nicht bloss in der Stadt, sondern auch auf dem Lande bis an die Harzgrenze von Thüringen — zu übernehmen, und sie ist mir auch herzlich schwer geworden. Die Jahre, wo andere Jünglinge noch reisen oder das Leben geniessen, sind für mich unter schwerer, oft kaum zu überwältigender Arbeit, Sorge und Anstrengung verflossen. Aber auch dafür danke ich Gott und erkenne es als weise Führung. Denn erstens habe ich dadurch den mit nichts zu vergleichenden Trost und Zufriedenheit für mein ganzes Leben erhalten, meinem lieben Vater die letzten Jahre seines Lebens erleichtert und versüsst zu haben und ihm dadurch wenigstens einen Theil meines Dankes und meiner Schuld für seine grossen

Wohlthaten abzutragen. Ich glaube, es hat mir Segen gebracht für mein ganzes Leben; denn die Schrift sagt: Des Vaters Segen bauet den Kindern Häuser. Anderen Theils wurde es für mich die herrlichste Schule, unter seiner erfahrenen, ächt hippokratischen Leitung meine erste Praxis zu üben, und ich habe dadurch wohl mehr gelernt und bin besser zum Prakticus gebildet worden, als wenn ich alle Länder und alle Hospitäler Europas durchreist wäre.

Mein medicinischer Eintritt war nicht sehr glücklich. Merkwürdig genug erkrankten gerade an dem Thor, durch welches ich eingezogen war, zwei Personen, ein Schmied und seine Frau, an einem Faulfieber, übergaben sich meiner Kur und starben beide. Diess schlug mich etwas nieder und hätte es als ein böses Omen betrachtet werden können. Aber ich führe es ausdrücklich an, um das Gegentheil zu beweisen, denn ich habe 10 Jahre mit vielem Glück in Weimar prakticirt.

Ich lebte nun im Hause ein ruhiges stilles Familienleben, mit dem Vater, vier Schwestern (die älteste war als Wittwe wieder nach Hause zurückgekehrt) und dem Bruder Fritz, der 12 Jahre jünger war als ich. Das Leben ausser dem Hause, der grösste Theil des Tages, war desto geräuschvoller und unruhiger für mich. Meine Lebensordnung gestaltete sich nun bald in folgender Weise, die nachher die Ordnung für mein ganzes Leben geblieben ist. Die Morgenstunde — ich stand früh auf, im Sommer ½6 Uhr, im Winter 6 Uhr — war dem Geiste geweihet, dem stillen Nachdenken, dem eigenen productiven Arbeiten (denn früh ist der Geist am reinsten und productivsten, am meisten sich selbst gleich, am wenigsten gestört und getrübt durch das Irdische, und daher reinerer und höherer Eingebungen fähig, auch ist es die einzige Zeit, wo der Arzt noch ungestört ist. — Die Stunden im Sommer von 5, im Winter von 6—8 Uhr, sind daher durch mein ganzes Leben die einzigen geblieben, in denen ich schriftstellerische Arbeiten gemacht und alles geschrieben habe, was ich geschrieben, und das ist nicht wenig). Von 9 Uhr bis Abends 7—8 Uhr der Welt, d. h. den praktischen Geschäften (in der Folge auch den akademischen); — der Abend dem Herzen zum Genuss des häuslichen Familienkreises.

Mein praktisches Leben in Weimar war in der That viel mühseliger, als es sich mancher praktische Arzt jetzt denken kann. Nicht allein nämlich musste ich von früh bis Abends zu Fusse herumlaufen, denn Weimar gehört zu den Mittelstädten, zu klein, um darin herumzufahren, und doch zu gross, um zu Fusse sich nicht recht sehr zu ermüden; sondern es kam nun noch die Landpraxis dazu. Bald schickte ein Pachter, bald ein reicher Bauer, oder ein Landpastor oder ein Gutsbesitzer einen Wagen, oder nur ein Pferd, oft ein schlechtes, um ihn zu besuchen; zuweilen 4—5 Meilen weit, am häufigsten jenseit des Ettersberges, nach Schwerstädt, Krautheim, Vippach, Brembach, Cölleda, Beichlingen, Wiehe, Heldrungen bis Mönchspfiffel, wo ich dann bei den damaligen abscheulichen Wegen und im Winter oder Frühjahr bei Thauwetter oft in Lebensgefahr gerieth. Und das Allerbeschwerlichste war, dass ich zugleich, nach der damaligen fast allgemein herrschenden Sitte, die Arznei selbst geben und also zum Theil den Apotheker machen musste. Wenn ich also mit den Krankenbesuchen fertig war, so musste ich nun noch Decocte, Pulver, Pillen machen und selbst dispensiren, und, was mir noch beschwerlicher war, Abends 9 Uhr, oft mit völlig ermüdetem und erschöpftem Körper, mich hinsetzen und in die Krankenbücher die täglich verabreichten Arzneien eintragen, um zu Ende des Jahres oder der Krankheit die Rechnung machen zu können. Doch hatte dieses wieder den Vortheil, dass ich zugleich genöthigt war, täglich mein Krankenjournal ordentlich zu führen. Auch hatte das Selbstdispensiren manche Vortheile. Ich lernte die Arzneikörper weit besser kennen, konnte mich selbst von ihrer Güte und Echtheit überzeugen, war sicher, dass bei der Zubereitung nichts versehen wurde, und, was ein Hauptvorzug des Selbstdispensirens ist, auch bei der Zubereitung hatte ich oft noch einen glücklichen Einfall von dem oder jenem Zusatz (wie ein Koch von der oder jener Würze), der die Wirksamkeit erhöhte. Nicht zu gedenken des unendlich grösseren Zutrauens, womit der Kranke die Arznei unmittelbar aus der Hand des Arztes empfing, und man weiss, wieviel diess zur Wirkung beiträgt. — Genug, es war in aller Hinsicht eine höchst vortreffliche praktische Schule, durch die ich in diesen ersten 10 Jahren ging, und ich genoss so die beste Vorbereitung für meine nachherige akademische Laufbahn, von der ich freilich damals noch nichts ahnte.

Ich war Abends oft so erschöpft und von Sorgen niedergedrückt, dass ich wünschte: es möge die letzte Nacht sein. — Perfer et obdura, dolor hic tibi produit olim, das rief ich mir dann zu.

Es ist gewiss eine der Hauptbeschwerden des praktischen Arztes, keinen Augenblick sicher für sich zu haben; selbst die Nacht ist nicht sein, und hierin geniesst der geringste Holzhauer einen Vorzug, der Abends nach gethaner Arbeit Feierabend machen, seine Thür schliessen und nun sicher auf Ruhe rechnen kann. Aber zwei grosse Folgen für das Innere entspringen daraus; einmal, dass der grosse Gedanke, die Basis des ganzen Christenthums — nicht für sich, sondern für Andere zu leben — immer lebendig in seiner Seele erhalten und immer praktisch in's Leben gerufen wird, — zweitens, dass er sich gewöhnt, nie mit Gewissheit auf Etwas — auch nicht auf Freuden und Genüsse zu rechnen, — eine Eigenschaft, die in diesem unsicheren Erdenleben überhaupt sehr nützlich ist. Ich erinnere mich zum Beispiel, dass ich in dem damals sehr vollkommen gewordenen Theater sehnlichst die damals neue schöne Oper „Azur und Zemire“ zu hören wünschte und 3 Mal schon Billets dazu gekauft hatte, aber jedes Mal durch unvorhergesehene praktische Geschäfte abgehalten wurde. Also was man so gewöhnlich Freuden nennt, die genoss ich wenig. Meine einzige Erholung und Aufheiterung war, ausser den stillen häuslichen Stunden mit Vater und Geschwistern, die Beschäftigung mit der Wissenschaft und der Umgang mit einigen Freunden und geistreichen Menschen.

Was das Erste betraf, so hatte ich noch grosse Liebe für Physik, besonders die Lehre von der Elektricität, und für Naturwissenschaften von

Göttingen mitgebracht. Ich setzte meine Versuche mit der Elektricität fort und stellte dann Versuche mit dem Hedysarum ogyrans an, wovon mir mein Freund Groschke aus England mitgebracht hatte. Ausserdem benutzte ich die auserlesene praktische Bibliothek des Vaters zum Studieren. Was das Zweite betraf, so war ich so glücklich, des Umgangs der damals Weimar zierenden grossen Geister Wieland, Herder, Goethe, Schiller zu geniessen, ja ihr Arzt zu sein, sie so noch viel genauer kennen zu lernen. Aber mir näher traten vier, Bode, Bertuch, der Arzt Buchholz, Musäus; besonders die beiden ersten; sie wurden, obgleich älter, meine wahren Freunde und wirkten viel auf mich. Bode, der bekannte vortreffliche Uebersetzer von Yorick Sterne, war einer der merkwürdigsten Menschen. Seinen Anfang hatte er als gemeiner Regimentspfeifer gemacht, war dann Buchdrucker und Buchhändler in Hamburg geworden, durch eigene Anstrengung wissenschaftlich und Schriftsteller, Freund von Claudius und Klopstock, zuletzt des Minister Bernstorff, und nach dessen Tode Hausverwalter und Gesellschafter seiner Wittwe, mit der er in Weimar lebte. Er war von grossem, starkem, kräftigem Körper, grundehrlich, offen und wahr, gerade, freisinnig in allen Beziehungen; dabei voll Geist und Witz, der ganz die Tristram Shandy'sche Manier angenommen hatte. Dadurch erwarb er sich in Weimar einen grossen Einfluss, am meisten auf junge Leute, die er gern an sich zog. Natürlich war seine Wirkung auf mich jungen Mann sehr gross, und auch er bewies mir besondere Auszeichnung und Liebe. Seine Hauptstärke war damals der Kampf gegen den Katholicismus und Jesuitismus (der sich in Deutschland, besonders Berlin, sehr wirksam zeigte, und von Nicolai und Biester bekriegt wurde), und Reformationen der Maurerei. Damit vereinigte sich nun das Eingehen in die Freiheitsideen und der Kampf gegen Despotismus, der damals in Frankreich vorbereitet wurde; auch Mirabeau lernte ich bei ihm kennen. Er zog mich natürlich in das Interesse aller dieser Gegenstände. Er wollte nur die Maurerei benutzen zur Bekämpfung des Jesuitismus und Despotismus, und gründete dazu als höheren Grad den Illuminaten-Orden, woran er mit Weishaupt und Knigge thätig arbeitete. Auch ich ward darin aufgenommen und glaubte damit Gott und der Wahrheit einen Dienst zu thun. Auch kann ich versichern, dass auf dem Standpunkt, auf welchem ich stand, nur auf Selbsterkenntniss, Aufklärung, Reinheit der Gesinnung und Sitten hingearbeitet wurde, und ich diesem recht viel Gutes für meine innere Ausbildung verdanke. Besonders war die zur Pflicht gemachte Führung eines Tagebuches und Notirung aller Gedanken und gelesenen Stellen, die einen besonderen Eindruck auf mich gemacht hatten, von vielem Nutzen.

Der zweite Mann, dem ich hier ein Dank- und Ehrendenkmal zu setzen habe, ist Bertuch. Er meinte es redlich und gut mit mir und wirkte durch seine mannigfaltigen Kenntnisse, ausgebreiteten Bekanntschaften, Mittheilung literarischer Erfahrungen und Neuigkeiten, und unermüdete Regsamkeit und literarisch-technische Thätigkeit auch aufregend auf mich, und Aufregung von aussen und nach aussen bedurfte mein Geist.

Und so wurde das damalige Athen von Deutschland besonders ein Athen für mich, und ich kann es nicht anders als eine Gnade Gottes und einen Haupteinfluss auf meine fernere geistige Entwicklung betrachten, in diesen hellen geistigen Elementen die ersten 10 Jahre meiner geistigen Entfaltung und Hervortretens in die Welt verlebt zu haben.

So entwickelte sich auch meine Liebe zur Schriftstellerei, die vorher schon immer embryonisch in mir gekeimt hatte, zur That. Die erste Veranlassung gab das Unwesen, welches damals Mesmer in Wien mit seinem Magnetismus angefangen, und was sich aus ihm nach Frankreich verpflanzt hatte, und was von da aus uns wieder mit Pamphleten überschüttete. Manche Aufschlüsse, die mein Freund Reinhold, der damals von Wien kam, darüber gab, Bertuch's Aufmunterungen und literarische Hülfsmittel, meine gesunde Lichtenberg'sche Physik und die durch Bode, Nicolai und Biester damals aufgeregte Furcht vor Jesuitismus und Aberglauben — Alles diess drängte mich, öffentlich dagegen aufzutreten und das Ungründliche, Unphysische in der Sache aufzudecken, und alles auf Täuschung der Sinne durch Phantasie, ja selbst die Sinnlichkeit, zurückzuführen. Ich glaubte dadurch der Wissenschaft, der gesunden Vernunft, ja selbst der wahren Religion und Aufklärung einen Dienst zu thun. So entstand mein erster literarischer Versuch, der Aufsatz „Mesmer und sein Magnetismus", der im Jahre 1785 im deutschen Mercur abgedruckt wurde. Wieland war darob so zufrieden, dass er mir ein sehr schmeichelhaftes Billet nebst 10 schönen glänzenden Ducaten schickte. Man kann sich die Freude eines jungen Autors darüber denken, und dieses Zeugniss eines hohen Meisters trug nicht wenig dazu bei, meine Lust und meinen Muth zu fernerer Schriftstellerei zu stärken. Das Folgende war meine Abhandlung „Ueber die Ausrottung der Pocken", wozu ich die Absonderung, ebenso wie bei der Pest — damals das einzige denkbare Mittel — vorschlug. Eine damals in Weimar grassirende, höchst bösartige Pockenepidemie veranlasste mich, meine Beobachtungen darüber, sowie über die Inoculation, die ich damals häufig ausübte, niederzuschreiben, die manche meiner Ansichten und Erfahrungen enthielt. Diess war mein erstes Buch, was ich 1787 bei Göschen in Leipzig drucken liess. Mit grosser Schüchternheit und Bescheidenheit; ich war höchst zufrieden, einen Louisd'or für den Bogen zu erhalten. Aber um so überraschender war der Beifall, den es allgemein erhielt, besonders eine sehr vortheilhafte Recension in der Allg. Lit. Zeitung von Fritze in Halberstadt, und ich freue mich noch, zu sehen, dass meine Grundsätze, die ich damals aussprach, noch jetzt die wahren und allgemein anerkannten sind. — Ich habe sie aber auch, wie Alles, was ich in meinem Leben geschrieben habe, nicht aus meinem Kopfe, sondern aus der Natur und Erfahrung entnommen, wie ich überhaupt nie die Feder irgend eines äussern Zweckes wegen angesetzt habe, sondern immer nur, wenn ich so von einem Gegenstande und meiner Ueberzeugung erfüllt war, dass ich durch inneren Antrieb gedrängt wurde, mich darüber auszusprechen.

Ein anderer Gegenstand nahm mich hierauf auf das Lebhafteste in Anspruch, „die Sorge für die Scheintodten und die Errichtung eines Leichenhauses in Weimar.“ Frank's Ideen hierüber hatten mich begeistert. Ich schrieb hierüber eine Abhandlung für das Publikum, „Ueber die Ungewissheit des Todes“, und hatte die Freude, zu sehen, dass sie allgemeine Bewegung und Theilnahme in Weimar hervorbrachte, und besonders durch die Mitwirkung der edlen Gräfin Bernstorff (Wittwe des berühmten dänischen Staatsministers) eine Subscription zu Stande kam, welche zur Errichtung des ersten Leichenhauses in Weimar zureichte.

Auch die Beobachtung der schönen Selbstbewegungspflanze, die den Namen Hedysarum gyrans führt und wovon ich einige Exemplare aus Samen in meinem Zimmer gezogen hatte, und die merkwürdigen noch immer nicht erklärten Tag und Nacht fortdauernden balancirenden Bewegungen ihrer Seitenblättchen beschäftigten mich auf ein ganzes Jahr hindurch auf das Lebhafteste, gaben Gelegenheit zu einer Menge von Versuchen mit Elektricität etc., und zu tiefem Nachdenken über Leben und Reizbarkeit als Princip der Lebensthätigkeit, und veranlasste endlich eine Schrift darüber, worin ich zuerst die Ideen aussprach, die ich nachher weiter ausbildete. Aber ich war so bescheiden, dieselbe zuerst ohne meinen Namen in Voigt's Magazin der Physik abdrucken zu lassen.

Hier darf ich aber nicht unerwähnt lassen, dass schon in den letzten 4 Jahren meines Weimarischen Lebens die Grundideen meiner Makrobiotik und Pathogenie sich in mir erzeugten und in den frühen Morgenstunden von mir niedergeschrieben wurden. Den ersten Anstoss zur Makrobiotik gab mir Bacon's Historia vitae et mortis, und meine Ideen über Leben und Lebenskraft bildeten sich aus von Beobachtung der Natur im gesunden und kranken Zustande, besonders aber des Eies, der Samen und der Germination, sowohl im vegetabilischen als animalischen Organismus, — sowie auch die Ideen von der Aufzehrung der Lebenskraft durch das Leben selbst und angewendet auf einzelne Functionen, Krankheiten, Krise, die Schwäche als natürliche Folge des Nachlasses durch die Ueberreizung und Selbstaufzehrung, und so hatte ich schon damals die ganze Idee von der nachmals von Brown genannten indirecten Schwäche, lange vorher (1787—1790) ehe man noch wusste, dass ein Brown in der Welt war.

Ich muss hier noch ein Wort von meinem Styl sagen, den man, wie ich in der Folge gehört habe, gut gefunden, und dem man besonders das Lob der Klarheit und Bestimmtheit ertheilt hat, und sagen, wie ich glaube dazu gekommen zu sein. Zuerst, dass ich mich beständig bestrebt, klare und bestimmte Begriffe von allen Dingen in meiner Seele zu bilden. Zweitens, dass ich besonders die römischen Autoren und vor Allen den Cicero in meiner Jugend studirt hatte; denn das glaube ich ist der Hauptvorzug der römischen Sprache, dass sie den Jüngling nöthigt, bestimmt, kurz und energisch zu denken, und auch den Gedanken so auszudrücken. Selbst der Periodenbau hilft dazu und hilft zugleich in der Logik. Sehr viel hat mir auch dazu das Studium der Rhetorik (Ernestis Initia) und des Quintilianus geholfen, worauf der gute Heinze viel hielt. Drittens mag nachher die Beschäftigung mit der klassischen französischen Literatur viel beigetragen haben, dem Styl mehr Geschmeidigkeit zu geben. Und endlich ist gewiss noch ein Hauptgrund dieser, dass ich nie schrieb, ohne ganz von meinem Gegenstand erfüllt zu sein, und das Geschäft des Schriftstellers als etwas Hohes und Heiliges zu betrachten, ja als das Höchste, weil er ja hier nicht bloss zur Gegenwart, sondern auch zur Nachwelt spricht, und mir auch diess immer zum Hauptgesichtspunkt machte: nie bloss an die Gegenwart, an das Interesse des Tages oder der Mode zu denken, sondern die Sache höher und für alle Zeiten zu fassen.

Am 13. März 1787 starb mein Vater an einem Frieselfieber im 57. Jahre. Sein Ende war selig wie sein Leben, und noch sehe ich, wie die Morgensonne gleich nach seinem Hinscheiden (es erfolgte Morgens) so schön und an's Auferstehen erinnernd in's Zimmer schien. — Dieser Todesfall machte einen Abschnitt im Leben. Ich wurde nun selbstständig, sowohl in der Praxis als in bürgerlichen und ökonomischen Verhältnissen. Es lag Vieles auf mir und ich bat Gott innig um seinen Beistand. Wir Geschwister beschlossen einig zusammen im väterlichen Hause fortzuleben.

Aber ich sah wohl ein, dass ich nun an's Heirathen denken musste, und, ausser der Sehnsucht meines Herzens nach einem zweiten Herzen, waren es zwei Gründe, die mich trieben, die Ausführung zu beschleunigen. Der eine war die unangenehme und oft verlegene Stellung des praktischen Arztes, wenn er ledig ist, der andere, die mancherlei unangenehmen und kritischen Lagen, in welche ein junger Mann, der heirathsfähig und gern gesehen ist, in Beziehung auf junge Mädchen und ihre Familien kommt, mit allen den Rücksichten, nicht zu beleidigen und mich auch nicht zu sehr zu nähern, besonders bei meiner Gewissenhaftigkeit, die mir immer als höchst strafbar erscheinen liess, einem weiblichen Herzen Hoffnungen zu erregen, die man nicht erfüllen wollte.

Meine erste Neigung wurde mir nicht gewährt, obwohl Alles dazu geeignet schien. Es trat ein Freund aus der Ferne dazwischen, es entstand ein schmerzlicher Freundschaftskampf und ich opferte der Freundschaft meine Liebe. — Da erschien aus fernem Gebirge ein junges, unschuldiges, heiteres, höchst liebenswürdiges Landmädchen in Weimar, die ich, da sie im Hause des Bergraths Voigt lebte, fast täglich sah und kennen lernte. Sie gewann mein Herz. Ich dankte Gott, mir hier ein reines unverdorbenes Herz, im Gegensatz der vielen Verbildeten, zugeführt zu haben. Sie war aber erst 16 Jahre alt, und mein Plan war, unsere Verbindung noch wenigstens ein Jahr aufzuschieben und sie noch in einem guten Hause vollkommen ausbilden zu lassen. Aber ihr Vater, ein rascher lebhafter Mann, voll Freude über die glückliche Verbindung seiner Tochter, hatte uns gleich bei der ersten Nachricht aufgeboten, kam persönlich nach Weimar und drang auf die eheliche Verbindung, welche auch im November 1787 geschah.

Merkwürdig war übrigens das Fehlschlagen menschlicher, besonders väterlicher Pläne in Bezug auf mein Leben in Weimar. Der liebe Vater hatte natürlich keinen lieberen Wunsch, als seinen Sohn dereinst am Hofe als seinen Nachfolger als Leibarzt zu sehen, welches schon der Grossvater gewesen war. Er that alles Mögliche dazu. Aber was geschah? — Die älteste Tochter des Herzogs, ein Kind von $1\frac{1}{2}$ Jahren, bekam einen Anfall des Asthma acut. Mill., ich besuchte und besorgte sie und sie starb am 3. Tage. Diess konnte natürlich nicht viel Zutrauen zu dem jungen Arzt erregen. — Die Herzogin Mutter wird tödtlich krank an einer Lungenentzündung. In der grössten Noth wird Hofrath Stark von Jena berufen. Er wagte am 11. Tage noch ein Brechmittel und sie genas. Diess gab ihm natürlich das grösste Vertrauen und vereitelte des Vaters Hoffnungen für die Zukunft für mich. Ich war und blieb Hofmedicus mit 100 Thlr. Gehalt. Der Kummer über diese fehlgeschlagene Hoffnung trug gewiss viel zu des Vaters frühem Tode bei. — Aber wie herrlich haben sich Gottes Wege in der Folge entfaltet, und wie hat sich gezeigt, dass gerade das scheinbare Unglück das Mittel zu meinem Glück war. — Die Vorsehung hatte mich zu einem höheren und grösseren Wirkungskreis bestimmt, von dem ich freilich damals nichts ahnte. Wäre ich aber in Weimar am Hofe glücklich gewesen und Leibarzt geworden, so wär' ich da fest geblieben und hätte nie als Lehrer, als Schriftsteller für die Wissenschaft, für die Welt, für einen grösseren Staat das wirken können, was ich gewirkt habe.

So lebte ich also in meinen beschränkten Verhältnissen zufrieden, ruhig und thätig fort, keine Pläne für die Zukunft machend, bemüht, einen jeden Tag gehörig anzuwenden und meine Pflicht als Arzt zu thun. Gott allein überliess ich die Sorge für die Zukunft.

Ich schrieb in mein medicinisches Tagebuch:

Der Menschen Leiden zu versüssen,
Das höchste Glück ganz zu geniessen,
Ein Helfer, Tröster hier zu sein,
Diess, Gott, lass mich bei allen Sorgen,
Bei Tages Last, an jedem schwülen Morgen,
Gerührt empfinden, ganz mich weih'n
Zu helfen, trösten, zu erfreu'n!

Was meine religiöse Denkart betrifft, so lebte ich freilich in Weimar fast unter lauter so genannten starken Geistern und solchen, welche nichts glaubten, sondern stolz darauf waren, sich, wie sie sagten, von allen religiösen Vorurtheilen und Aberglauben frei gemacht zu haben. Auch ich nahm den Theil von Allem, was nicht wesentlich war. Aber die Hauptsache blieb, der Glaube an Gottes Wort. An diess allein hielt ich mich, ja ich konnte im Innern eine wahre Freude empfinden, wenn ich Andere in Zweifeln und philosophischen Sophistereien begriffen sah und in mir die schöne Sicherheit fühlte, etwas Festes zu haben, an das ich mich halten konnte, was alle Zweifel löste. — Sehr wohlthätig war mir auch in dieser Zeit das Lesen von Stilling's Jugend zur Stärkung des Glaubens und des kindlichen Vertrauens auf Gott, wofür ich dem Verfasser noch im Grabe danke. — Auch Herder's Predigten voll Würde und Salbung und voll göttlichen Geistes und erhabenen Ideen trugen nicht wenig dazu bei, meine Seele immer mehr zu Gott zu erheben und im Christenthum zu veredlen.

Während ich nun so ruhig in meinem Berufe fortlebte, ereignete sich im Herbst 1792 ganz unerwartet ein Zufall, der meine ganze künftige Bestimmung, ja mein Leben änderte, und der folglich kein Zufall war. Goethe hielt alle Freitage eine Gesellschaft gebildeter Menschen beiderlei Geschlechts, eine Art von Akademie, wo nach der Reihe Jeder etwas zur Unterhaltung vortrug. Die Reihe kam auch an mich und ich las ein Fragment über das organische Leben aus meinen Arbeiten über Makrobiotik vor. Der Herzog war gegenwärtig und gleich nachher sagte dieser zu Goethe: „der Hufeland passt zu einem Professor, ich will ihn nach Jena versetzen.“ — Diess wurde mir wiedergesagt. Ich fühlte nun zum ersten Mal, dass ich dazu im Innern Neigung und Anlage hatte, ich erkannte zugleich in diesem ganz ohne mein Zuthun von aussen an mich ergangenen Antrag eine Fügung und Berufung von Oben, und der Entschluss war gefasst. Freund Loder that alles Mögliche, um den Uebergang zu erleichtern und zum nächsten Frühjahr wurde der Ueberzug festgesetzt.

Professor in Jena 1793—1801.

So trat ich also, durch höhere Macht geleitet und auch durch sie gestärkt, Ostern 1793 mein Lehramt in Jena als Professor ordinar. honorar. mit nicht mehr als 300 Thaler Gehalt, aber der Hoffnung, durch die Honorare der zahlreichen medicinischen Studirenden das Uebrige zu erwerben, an. Ausser dem Vertrauen auf Gott stärkte mich eine innere Stimme, die mir sagte: dass die vielen Erfahrungen und neuen Ideen, die ich über Leben, Kunst und Wissenschaft seit zehn Jahren gesammelt hatte, und von denen ich ganz erfüllt und zur Mittheilung gedrängt wurde, mein Wirken nützlich und segensreich für die Bildung der Jugend und Weiterförderung, ja neue Gestaltung dieser Wissenschaft machen werde, denn es waren mir wirklich viele neue Ideen aufgegangen, die in die Betrachtung des Lebens und in die Kunst einen höheren Einheits-Gesichtspunkt brachten, nämlich: die Idee des Lebens, und dieser Alles unterordneten. Ich hatte in diesem Sinne schon mehrere Jahre Fragmente für die künftige Makrobiotik und Pathogenie niedergeschrieben, die ich nun zu meinen Vorlesungen benutzte.

Meine Vorlesungen fanden mehr Beifall, als ich erwartet hatte und verdiente, besonders die Makrobiotik, die ich in dem grossen Auditorium vor bis 500 Zuhörern öffentlich vortrug, und die, wegen ihrer moralischen Tendenz, die sie auf die Jugend haben musste, mir viel Freude machte und Segen brachte. Ausserdem las ich specielle Therapie täglich 2 Stunden (in einem halben Jahre das Ganze), Semiotik mit Therapia generalis und Clinicum, so dass ich täglich 4 Stunden lesen, die klinischen Kranken besuchen und meine Vorträge täglich erst ausarbeiten musste. Das Alles zu leisten, stand ich alle Morgen um 5 Uhr auf, und hatte ein sehr angreifendes Jahr, besonders im Winter, wo die Früharbeit bei Licht meine Augen sehr schwächte. — In der Folge trug ich noch abwechselnd Pathologie und Materia medica vor, so dass ich alle Theile der Medicin nach meinen Grundsätzen bearbeitete. Meine Privatvorlesungen hatten 80 bis 100 Zuhörer, voll von Eifer und Fleiss für die Wissenschaft, — es war ein herrlicher Geist unter der Jugend. Es wurde dadurch das scheinbar Unmögliche möglich. Das Clinicum wurde mit 300 Thlr., die ich dazu erhielt, dennoch so vollkommen besorgt, dass jährlich 600 Kranke behandelt und 50 junge Leute praktisch beschäftigt wurden — freilich durch die Verwendung ihrer Honorare für das Institut.

Hierzu kam nun noch der freundliche Empfang eines schönen Kreises hochgebildeter Collegen und Freunde: Loder, Stark, Batsch, Fichte, Griesbach, Paulus, Hufeland, Schiller, zu denen in der Folge sich noch Schlegel und Schelling gesellten.

Im Jahre 1795 gab ich meine Pathogenie, 1796 meine Makrobiotik heraus, wovon die erste in der wissenschaftlichen, die zweite in der populären Welt einen sehr vortheilhaften Eindruck machte, und von denen die letztere in alle europäischen Sprachen (englisch, französisch, italienisch, spanisch, polnisch, schwedisch, russisch, serbisch) übersetzt wurde.

Zu gleicher Zeit fing ich auf Zureden des Buchhändlers Seidler das Journal der praktischen Heilkunde an, welches ebenfalls einen so glücklichen Fortgang hatte, dass es durch mein ganzes Leben hindurch fortgedauert hat, und ausser dem wissenschaftlichen Nutzen für Aufrechthaltung einer erfahrungsmässigen Medicin (im Gegensatz der hypothetischen) auch für mein Oekonomisches eine gute Stütze in der Noth und eine Hauptquelle meines Vermögens wurde, da ich mir es zum Grundsatz machte, die Einkünfte davon nicht auszugeben, sondern zurückzulegen. Die Folge von alle dem war eine grosse allgemeine Berühmtheit, weit weit über mein Verdienst, was ich auch, Gott sei gedankt, immer dabei fühlte. Und davon waren wiederum die Folgen auswärtige Vocationen, die sich in den Jahren 1797—98 fast drängten. Erst als Professor nach Kiel, dann nach Leipzig, dann als Leibarzt nach Russland, vom Kaiser Paul, endlich als Professor nach Pavia an Frank's Stelle und von ihm empfohlen. Ich schlug sie alle aus, weil es mir in Jena wohl ging, aus Dankbarkeit gegen mein Vaterland und weil der Ehrgeiz mich nicht beherrschte; in Russland besonders auch deswegen, weil ich dann an die Person eines launischen Monarchen gefesselt und von aller wissenschaftlichen Verbindung getrennt gewesen wäre. Pavia und das schöne Italien mit 4000 Thlr. Gehalt und vier Monaten Sommerferien hatten den grössten Reiz, und dennoch lehnte ich sie ab, einmal weil ich noch zu deutsch fühlte und mich verpflichtet hielt, das, was ich sei, meinem Vaterlande vor allen Dingen zu opfern, dann weil ich den Katholicismus, besonders für meine Kinder, fürchtete, und endlich, weil eine Invasion von Napoleon und langwierige Kriege zu fürchten waren, was auch eintraf. Doch machte ich die Bedingung: meinen Gehalt von 300 auf 600 Thlr. zu erhöhen und ein kleines Krankenhaus für das Clinicum eingerichtet zu bekommen.

Es war offenbar der höchste Glanzpunkt meines Lebens; aber eben deswegen der gefährlichste für meine Eitelkeit, für die Aufregung des Uebermuthes, des Stolzes und der Selbstsucht, sowie überhaupt für mein besseres Ich. — Und wie wunderbar, wie weise, wie gnädig sorgte hier die Vorsehung durch unerwartete, zum Theil höchst schmerzhafte Ereignisse, mich davor zu bewahren, und mich in der Demuth, der Bescheidenheit und der Entsagung zu üben.

Das erste war die Erscheinung des Brown'schen Systems, durch Weikard, Röschlaub auf die heftigste, zum Theil unanständigste Weise gegen alle Andersdenkende in Deutschland gepredigt, und durch seine Consequenz, scheinbare Wahrheit, grosse Einfachheit und Leichtigkeit bei jungen Leuten viel Glück machend. — Es verwundete mich tief, einmal weil es die wahre gründliche Wissenschaft, Naturansicht und Erfahrung geradezu zerstörte und in der Praxis einen falschen, ja höchst gefährlichen Weg lehrte. Zweitens weil es mir geradezu mein persönliches Verdienst in der Wissenschaft raubte, indem es das, was ich mein Eigenthum nennen konnte — zuerst und lange vor Brown den Gedanken und das Bestreben gehabt und öffentlich ausgesprochen zu haben, die ganze Medicin unter ein Princip, das Princip des Lebens oder der Lebenskraft zu bringen, und so Einheit in den verschiedenen Theilen derselben zu begründen, und den Unterschied von Solidar- und Humoralpathologie, Materialisten und Dynamisten gänzlich aufzuheben — jetzt allein dem Engländer Brown zuschrieb, der es aber höchst einseitig nur unter dem Namen Incitabilität aufgestellt hatte, und ihn dadurch als den Reformator und Restaurator einer neuen höheren Medicin pries — ein Irrthum, der leider noch bis auf den heutigen Tag sich in den deutschen Compendien und vielen Köpfen erhalten hat. Drittens weil dadurch die Jugend so bethört wurde, dass sie die Ohren für die Stimme der Erfahrungslehre verschloss und sich blindlings dem neuen Irrthum ergab. So machte es mich sehr unglücklich, wenn ich nun, nachdem ich sie anfangs meist gebildet hatte, sie haufenweise nach Wien und Bamberg eilen und sich unter Frank's und Marcus' Leitung dem verderblichen Brownianismus hingeben sah. Schliesslich kam nun noch die Kränkung hinzu, dass ich von Röschlaub öffentlich mit Allem, was ich schrieb und geschrieben hatte, auf das Pöbelhafteste behandelt und herabgewürdigt wurde.

Das zweite war ein körperliches Unglück, ein plötzliches Erblinden auf dem rechten Auge. Am 20. November 1798 war ich bei sehr kalter nasser Witterung im offenen Wagen zu einem Kranken (Hrn. v. Seckendorf) drei Stunden weit gefahren und Abends 8 Uhr sehr durchkältet und durchnässt zurückgekommen. Hier fand ich das eben herausgekommene Gedicht Goethe's „Hermann und Dorothea", fiel darüber her, durchlas es bis fast Mitternacht mit grosser Anstrengung meiner Augen, schlief dann bis 7 Uhr, und, als ich erwachte, war ich in dieser Nacht auf dem rechten Auge völlig blind geworden, ich sah da nichts als eine dunkelgraue Wolke. Es war offenbar Amaurosis a Metastasi rheumatica et nimia intentione nervi optici. Meine Freunde Loder, Stark, Bernstein thaten Alles zur Hebung des Uebels, aber Alles war vergebens; ich beschloss endlich, ein halbes Jahr die Augen gar nicht anzustrengen, machte eine Reise nach Doberan, Pyrmont, Hänlein am Rhein (ein Gut, das ich gekauft hatte), brauchte das Seebad und Pyrmont, aber Alles war vergebens. Mein Auge blieb blind, ist es bis auf den heutigen Tag (den 4. Juni 1831) geblieben, und Gott hat mir dennoch das andere Auge so erhalten, dass ich in den 30 Jahren noch viel habe thun können. Aber freilich damals machte dieses Unglück einen grossen Eindruck und hatte einen entschiedenen Einfluss auf mein ganzes Leben und künftiges Schicksal. Ich musste nämlich mit grosser Wahrscheinlichkeit annehmen, dass ich auch das andere Auge verlieren würde. Die erste Folge war, dass meine literarischen und praktischen Arbeiten gänzlich unterbrochen wurden (der zweite Band der Pathologie blieb dadurch zurück), die zweite, dass ich mich für die Zukunft darauf einrichten musste, als blinder Mann noch nützlich zu sein, und diess konnte nur als Lehrer und Schriftsteller geschehen. Die dritte, dass ich mich nun fremder Hülfe, zum Vorlesen und Dictiren, bedienen musste, und diess war der Grund, weshalb ich junge Studirende (Harbauer und Bischoff) zu Hausfreunden und Hausgenossen aufnehmen musste. — Ich war so glücklich, dem Kummer nicht zu unterliegen, sondern mich bald wieder zu ermannen, meine Kraft zu sammeln und im Vertrauen auf Gott meine Geschäfte, wenn auch schwieriger und unvollkommener, fortzusetzen. Ich bin überzeugt, hätte ich mich dem Gram und den Thränen hingegeben, wie so viele thun, ich hätte das andere Auge auch verloren.

Ausserdem hatte auch mancher stille Kummer des Herzens und Mangel seiner Befriedigung mich längst dahin gebracht, auf alles irdische Glück zu verzichten und mich ganz dem höheren geistigen Leben zu widmen, ja den wirklichen Uebergang in jene Welt als ein Glück zu betrachten.

So fand mich das Jahr 1800, nicht mehr feurig, noch weniger übermüthig, sondern ziemlich niedergebeugt und bekümmert, dazu auch die äussere Lage nicht mehr ermunternd und erfreuend, denn durch die französische Revolution und den sich auch in Deutschland regenden Jacobinismus und Sansculottismus war bei den Monarchen grosses Misstrauen, besonders gegen Gelehrte und Akademien, entstanden, und selbst unser trefflicher Fürst — durch mehrere freie Aeusserungen der Jenaischen Professoren und durch die bei jungen Leuten so leicht zu erregenden Freiheitsideen (Marseiller Lieder u. s. w.) etwas von seiner früheren Liebe für Jena abwendig gemacht — besuchte uns nicht mehr, die früher versprochenen und begonnenen Verbesserungen blieben aus, und ich insbesondere konnte das mir versprochene und so nöthige Krankenhaus nicht erhalten, sondern musste es sehen, dass, wenn eines errichtet werden sollte, solches Stark, der als Leibarzt in Weimar mehr persönlichen Einfluss hatte, zu Theil werden würde. — Schon verbreitete sich ein Missbehagen unter den Professoren und schon war Fichte, durch seinen unglücklichen Atheistenprocess veranlasst, nach Berlin abgegangen. — Alles diess machte mich immer mehr missmuthig und liess mich für die Zukunft nichts Erfreuliches erwarten.

Da erschien ganz plötzlich und unerwartet ein Ruf nach Berlin an Selle's Stelle als Leibarzt, als Director des Collegium med. und erster Arzt der Charité mit 1600 Thlr. Gehalt. — Ich verdankte ihn, wie ich nachher erfuhr, ausser meinem literarischen Rufe, der Empfehlung Beyme's, der mich bei des Königs Besuch in Weimar im vorigen Jahre persönlich kennen gelernt hatte. In meiner jetzigen innern und äussern Lage konnte mir dieser Antrag nicht anders als ein Ruf von Oben, als eine gnädige Fügung des himmlischen Vaters erscheinen, besonders da er so ganz ohne mein Zuthun erfolgte. In Jena trübten sich die Aussichten für die Zukunft; hier öffnete sich mir ein grosser erfreulicher Wirkungskreis: ein grosses Krankenhaus, wo ich als klinischer Lehrer mehr Nutzen stiften konnte, ein weniger beengtes Leben, ein liberaler, unter einer neuen Regierung neu aufblühender Staat, und, was für meine individuelle Lage und als Familienvater besonders wichtig war, in einer grossen Stadt eine schöne Aussicht in die Zukunft für mich und meine Kinder.

In diesem Sinne war der Entschluss bald gefasst. Ich legte mein Lehramt nieder, dankbar gegen den Fürsten, der mich darauf gesetzt, und gegen die Akademie, die mich acht Jahre lang so freundlich und ehrenvoll gepflegt hatte, und trat mit neuem Muth die neu eröffnete Bahn an.

Meinem Beispiel folgten nachher mehrere der ausgezeichnetsten Lehrer, Loder, Paulus, Schelling, Hufeland, so dass es einer Emigration ähnlich war.

Während meines Aufenthalts in Jena wurden mir zwei liebe Kinder geboren, Julie in Jena und Laura am Rhein, wohin sich ihre Mutter wegen sehr geschwächter Gesundheit begeben musste.

Durch meine literarischen Arbeiten, besonders die Makrobiotik und das Journal, hatte ich so viel gewonnen, dass ich ein Capital von 10,000 Thlr. besass, welches ich zum Ankauf des Gutes Hänlein an der Bergstrasse zu 30,000 Gulden rhein. verwendete, das ich mir als Asyl für mein Alter dachte. Aber was sind des Menschen Berechnungen! Wie ganz anders ist es gekommen! Achtzig Meilen davon, im Thiergarten bei Berlin, habe ich dieses Asyl gefunden.

Arzt, Director, Leibarzt und Professor in Berlin bis zum Kriege, 1801—1806.

Im Anfang April 1801 zog ich nach Berlin. Ich betrat einen für mich ganz neuen Schauplatz, eine grosse Welt, in der ich wirken sollte, einen königl. Hof, dem ich als Leibarzt dienen sollte, eine medicinische Facultät, der ich als Director vorstehen sollte, ein grosses Krankenhaus, in welchem ich der erste Arzt sein sollte, überdiess noch die Akademie der Wissenschaften, die meine Thätigkeit in Anspruch nahm. Es waren viele und wichtige Geschäfte, die meine ganze Kraft erforderten, ja überstiegen. Höchst gnädig und ermunternd war die Aufnahme von Seiten des Königs, der Königin und der ganzen königlichen Familie, sowie von Seiten des Publikums, was mir bald ein allgemeines Zutrauen schenkte. — Schwieriger war das Verhältniss zu den Collegen von Seiten des Collegium medicum, die grösstentheils viel älter als ich (Walter, Mayer, Gönner), zum Theil selbst auf die Directorstelle Anspruch gemacht hatten, und mich jungen Mann nun als Director anerkennen sollten. Am allerschwierigsten war aber das Verhältniss zur Charité, wo ich in meinem Collegen Fritze einen der wüthendsten Brownianer fand; und in dem Hause eine Menge Uebelstände, die ich so gern verbessert hätte, aber wegen der vielen concurrirenden Behörden, und weil ich nur coordinirt, aber nicht vorgesetzt war, nicht abstellen konnte. Ich that mein Möglichstes, aber es entstand nun das unangenehme Verhältniss, dass, wenn Fritze in den Krankensälen Alles nach Brown'schen Grundsätzen behandelte (und z. B. sich rühmte: während eines ganzen Jahres kein einziges Mal Ader gelassen zu haben), ich in dem Hörsaal desselben Hauses Vorträge über die Nichtigkeit und Schädlichkeit dieses Systems hielt. — Das Schlimmste war, dass meine ökonomische Lage — ich hatte nur 1600 Thlr. Gehalt und dabei eine zunehmende Familie — mich nöthigte, viel Praxis zu übernehmen, um die zum Leben und zur Equipage nothwendigen 4—5000 Thlr. zu erwerben. Die Folge war, dass ich bald meine ganze Zeit, von früh 9—4 Uhr, und Abends von 5—7—8 Uhr auf der Strasse zubringen, täglich 30—40 Krankenbesuche machen musste, und weder meiner Wissenschaft, noch dem Lehramt, noch meiner Familie leben konnte. Ich wurde beneidet, schien äusserlich glücklich. — Mursinna sagte mir einst: „Sie sind der glücklichste Mann, haben die schönste Frau, die schönste Equipage, das reichste Einkommen“ — und dennoch fühlte ich mich innerlich unglücklich! Mein Geist konnte nicht mehr der Wissenschaft leben, meine literarischen Arbeiten lagen darnieder, für das Lehramt konnte ich fast gar nichts thun und selbst mein Kopf ging durch die arge praktische Zerstreuung unter, meine Gesundheit fing an durch die übermässigen Anstrengungen zu leiden. Ich fühlte, dass es in die Länge so nicht bleiben konnte. Aber wie es ändern? — Da kam im Jahre 1803 Brandis aus Hannover nach Berlin und trug mir die Professur der Therapie und Klinik in Göttingen (die nachher Himly bekam) an. Diess war ganz meiner Neigung angemessen und ich ging darauf ein. Aber der König hatte von dieser Unterhandlung gehört, er wünschte mich zu behalten und sagte: „wenn man den Vogel behalten will, so muss man ihm ein Nest bauen." Er liess mir 20,000 Thlr. anweisen zum Bau eines neuen Hauses. Ich zog es vor eins zu kaufen, was ich sogleich beziehen konnte, wozu ich aber nur 15,000 Thlr. erhielt.

So war ich durch die Gnade des Königs und das mir dabei bewiesene Vertrauen gefesselt. Die Dankbarkeit verpflichtete mich zu bleiben, ich hielt es für Gottes Willen, und beschloss, im Vertrauen auf Ihn, mein Leben wie bisher fortzusetzen, nicht ahnend, wie bald eine Aenderung darin eintreten würde.

Einen grossen Kummer bereitete mir damals eine Kabale, die der alte Fritze spielte. Ich hatte darauf gerechnet, bei seinem bald zu erwartenden Abgange den Zustand der Charité zu verbessern, und besonders statt der Brown'schen Schule eine bessere zu gründen. Diess ahnend und zu verhindern suchend, hatte er ganz in der Stille, durch Formey's und Schulenburg's Mitwirkung, einen der damaligen heftigsten jungen Brownianer, den Dr. Horn, für die Charité als seinen Gehülfen und Nachfolger engagirt, und ich erfuhr es zu spät, um es rückgängig machen zu können. So war mir die ganze Aussicht für die Zukunft getrübt.

Doch besonders wohlthuend für mich war die gnädige Gesinnung der liebenswürdigen edlen Königin, die sie mir immer mehr zuwendete. Und ein ganz besonders beglückender und meine geschwächte Gesundheit stärkender Zeitraum war die Reise, die ich im Jahre 1806 mit ihr nach Pyrmont und für mich nach Nenndorf (wegen eines Anfalles von Flechten) machte (mit Kiesewetter und Nolte). Es war die glücklichste Zeit, die ich seit vielen Jahren genoss, aber auch die letzte Abendröthe des scheidenden Tages für die Königin und uns Alle.

Denn schon bei der Abreise im August hörten wir, dass die Armee Marschordre erhalten hatte und dass der Krieg gegen Napoleon beschlossen war.

Flucht nach Preussen. Exilium in Memel und Königsberg.

Den 14. Octbr. 1806 war die unglückliche Schlacht bei Jena, den 16. hatten wir nichts als Siegesnachrichten davon in Berlin und feierten mit Fichte Abends ein frohes Siegesmahl. Den 18. früh 6 Uhr ward ich auf's königl. Palais zur Königin gerufen, die eben in der Nacht vom Schlachtfelde angekommen war. Ich fand sie mit verweinten Augen, aufgelösten Haaren, in voller Verzweiflung. Sie kam mir mit den Worten entgegen: „Alles ist verloren. Ich muss fliehen mit meinen Kindern und Sie müssen uns begleiten." Diess sagte sie mir um 6 Uhr und um 10 Uhr sass ich im Wagen, nachdem ich in aller

Eile nur das Nothwendigste geordnet, meine Kranken übertragen und meine Arbeitsstube verschlossen hatte. Es war ein harter Kampf und eine schwere Stunde. Aber die heilige Pflicht gebot, denn auch die Prinzess Wilhelm, deren Arzt ich war und die jeden Augenblick ihre Niederkunft erwartete, musste fliehen und auch diese konnte ich nicht verlassen. Die Pflicht gebot dem Manne seinem Beruf treu zu folgen, der Frau das Haus und die Kinder zu bewahren. So machte ich meine Anordnung: Julie sollte ruhig während des Kriegs zu Hause bleiben und die Kinder, davon das jüngste erst 1 Jahr alt war, bewachen; aber, um dem ersten Einfall der Franzosen in Berlin zu entgehen, den man gefährlich glaubte, sollte sie so lange, bis die französische Armee weiter vorgerückt wäre, in Stargard bleiben und dann ruhig nach Berlin zurückkehren. Aber sie handelte leider anders. Statt nur bis Stargard zu reisen, reiste sie mir mit sämmtlichen Kindern (mit Ausnahme Eduard's) bis Königsberg nach, wodurch nachher viel Noth und Unglück entstand.

Ich folgte treu meiner Pflicht, begleitete Prinzess Wilhelm in beständiger ängstlicher Erwartung der Niederkunft bis nach Danzig, wo sie niederkam. Das Kind kam mit Krämpfen zur Welt (die natürliche Folge der zuletzt ausgestandenen Noth und Angst) und starb den 9. Tag unter Krämpfen. Die einzige noch lebende Tochter Amalie, $1\frac{1}{2}$ Jahr alt, legte sich nun auch, bekam ein heftiges Nervenfieber, und, als ich am 8. Tage desselben, wo die Gefahr eben etwas nachzulassen anfing, Abends bei ihr sass, bekam ich einen Courier von Königsberg, augenblicklich zur Rettung des Prinzen Karl, der auch vom Nervenfieber ergriffen, zu eilen. Ich machte mich sogleich auf den Weg, setzte bei stürmischem Novemberwetter bei Pillau über das Meer — ich musste die Matrosen mit Gewalt zum Uebersetzen zwingen, weil sie die Gefahr des Sturmes fürchteten — kam des Nachts um 2 Uhr in Königsberg an und fand den Prinzen im Zustande eines Sterbenden, ohne Besinnung, Puls 120, Krämpfe, Diarrhöe, den 7. Tag des Fiebers. Ein warmes Kräuterbad allein konnte retten, aber es war bei der höchsten Schwäche mit Lebensgefahr verbunden; doch ohne Rücksicht auf den Erfolg und meinen Ruf, nur der Pflicht: Alles zu thun, was zur Rettung möglich war, folgend, entschied ich mich. Das Bad wurde genommen und G o t t s e g n e t e es. Von dem Augenblick an mässigte sich das Fieber, der Kopf wurde freier und die Krämpfe liessen nach; der Anfang der Besserung war gemacht.

Es wurden fast alle Emigranten von dieser Krankheit ergriffen, ich war den ganzen Tag, auch Nächte, am Krankenbette, sehr angegriffen, ein Wunder, dass ich frei blieb! Endlich ergriff der böse Typhus auch unsere herrliche Königin, an der alle Herzen und auch unser Trost hing. — Sie lag sehr gefährlich darnieder, und n i e werde ich die Nacht des 22. Decembers vergessen, wo sie in Todesgefahr lag, ich bei ihr wachte und zugleich ein so fürchterlicher Sturm wüthete, dass er einen Giebel des alten Schlosses, in dem sie lag, herabriss, während das Schiff, welches den ganzen noch übrigen Schatz und alle

Kostbarkeiten enthielt, auf der See war. — Indess auch hier liess Gottes Segen die Kur gelingen, sie fing an sich zu bessern. — Aber plötzlich kam die Nachricht, dass die Franzosen heranrückten. Sie erklärte bestimmt: „Ich will lieber in die Hände Gottes als dieser Menschen fallen.“ Und so wurde sie den 8. Januar 1807 bei der heftigsten Kälte, bei dem fürchterlichsten Sturm und Schneegestöber in den Wagen getragen und 20 Meilen weit über die Kurische Nehrung nach Memel transportirt. Wir brachten 3 Tage und 3 Nächte, die Tage theils in den Sturmwellen des Meeres, theils im Eise fahrend, die Nächte in den elendesten Nachtquartieren zu — die erste Nacht lag die Königin in einer Stube, wo die Fenster zerbrochen waren und der Schnee ihr auf das Bett geweht wurde, ohne erquickende Nahrung — so hat noch keine Königin die Noth empfunden! — Ich dabei in der beständigen ängstlichen Besorgniss, dass sie ein Schlagfluss treffen möchte. — Und dennoch erhielt sie ihren Muth, ihr himmlisches Vertrauen auf Gott aufrecht, und er belebte uns Alle. Selbst die freie Luft wirkte wohlthätig, statt sich zu verschlimmern, besserte sie sich auf der bösen Reise. Wir erblickten endlich Memel am jenseitigen Ufer, zum ersten Mal brach die Sonne durch und beleuchtete mild und schön die Stadt, die unser Ruhe- und Wendepunkt werden sollte. Wir nahmen es als ein gutes Omen an.

Aufenthalt in Memel vom 11. Jan. 1807 bis 15. Jan. 1808.

Wichtiger Abschnitt meines Lebens! Nach einem sechsjährigen unaufhörlichen tumultuarischen, grösstentheils in Tag und Nacht anstrengenden Berufsarbeiten, theils auch in Sinnengenuss und eitlen Weltzerstreuungen verbrachten Leben, wo selten eine Stunde ruhiger Sammlung und frommer Erhebung des Herzens möglich war — nun plötzlich in gänzliche Abgeschiedenheit von allem äusseren Leben, sowohl Geschäfts- als Sinnenrauschs; selbst abgeschieden von denen, die meinem Herzen am nächsten standen, Frau und Kinder; umgeben vom Unglück, ja von einem Weltsturm, der selbst den Staat und das Königshaus, dem ich angehörte, mit allem irdischen Besitz zu verschlingen drohte; dazu noch durch ein zunehmendes Augenleiden beschränkt auf meine kleine einsame Zelle, war ich da, ohne alle literarische Unterhaltung, da ich noch überdiess bei den nordischen langen Nächten durch meine Augenschwäche bei Licht zu lesen und zu arbeiten verhindert wurde! Dem Allen gesellte sich nun noch — das grösste Unglück meines Lebens! — die nicht bloss durch irdische Verhältnisse, sondern durch heilige, durch Gottes Gesetz selbst (ohne welches ich mich nie dazu würde haben entschliessen können) gebotene und zur unumstösslichen Pflicht gemachte Trennung von meiner Gattin nach 18jähriger Ehe und mit 7 Kindern! Da fühlte ich, was es heisst: „Wer nie sein Brod mit Thränen ass, der kennt Euch nicht, Ihr himmlischen Mächte.“ — Ich lernte wieder die höhere himmlische Macht kennen, übergab mich ihr ganz und mein einziger Trost und Rettung war Dichten, d. h. meine Gefühle und Gebete in Versen auszusprechen, und das Lesen der Bibel, denn sie und Schiller's Gedichte waren die einzigen Bücher, die ich mitgenommen hatte. — Zum ersten Mal seit meiner Jugend (also seit 30 Jahren) las ich wieder das Wort Gottes vom Anfang bis zu Ende durch, und ich fühlte die Kraft Gottes, und auch zugleich, wie wichtig es ist und unentbehrlich, dass man beides, erst das Alte, dann das Neue Testament liest, um die Verbindung und gegenseitige Unterstützung beider, und so die Kraft Gottes ganz zu empfinden. Mein Glaube wurde von neuem erweckt, gestärkt, christlich befestigt. Es entstand dadurch mein Religionsunterricht für meine Kinder, den ich zugleich als mein eigenes Glaubensbekenntniss niederschrieb. — Zu dem Allen sendete mir Gottes Gnade einen Engel des Trostes in der Person der theuren Frau C. zu — eine so reine, fromme, kindliche Seele und durch gleiches Unglück mir zugewendet und verbunden, ein Herz, was mich ganz verstand. O wie viel verdankte ihr mein so ganz verwaistes Herz! Fast Beseligung, Erhebung, Veredelung, und dann die höchste Prüfung und Befestigung im Glauben durch die schmerzlichste freiwillige Entsagung.

Sehr schön vereinigte sich hiermit der tägliche Anblick, ja ich kann sagen der Umgang des edlen Königspaares, dessen Standhaftigkeit, Ergebung und Seelengrösse im grössten Unglück, in der grössten Erniedrigung, die ein mächtiges Herrscherhaus erfahren kann, jedem fühlenden Herzen rührend, erhebend sein musste, und immer an ein höheres Leben als das höchste Irdische in ihm erinnerte und durch sie darstellte.

Nie werde ich den Moment vergessen, wo die edle Königin den Befehl vom Könige erhielt, auch nach Tilsit zu kommen, um wo möglich noch vortheilhaftere Friedensbedingungen von Napoleon zu erhalten. Diess hatte sie nicht erwartet. Sie war ausser sich. Unter tausend Thränen sagte sie: „Das ist das schmerzhafteste Opfer, was ich meinem Volk bringe, und nur die Hoffnung, diesem dadurch nützlich zu sein, kann mich dazu bringen.“

Mein Leben war sehr einfach, still und geregelt. Früh und Vormittags Arbeit und einige Besuche. Mittags an des Königs Tafel. — Gegen Abend eine Stunde lang bei der Königin zum Thee und Abends in meiner stillen Zelle.

Aufenthalt in Königsberg vom 15. Jan. 1808 bis 10. Dec. 1809.

Den 15. Jan. 1808 verliessen wir Memel und ich begleitete den Hof nach Königsberg. Mein Loos fiel sehr glücklich. Ich wurde in das Haus des M. R. Hirsch einquartiert, eine hochachtbare Familie, er das Muster eines ganz seinem Beruf sich hingebenden Arztes, sie das Muster einer guten Hausfrau und Mutter. Ich konnte hier wieder eine Art von häuslichem Leben geniessen. — Mein Leben gewann hier wieder mehr Ausdehnung als in Memel. Mehr Umgang, auch wissenschaftlichen mit Gelehrten, mehr am Hofe und mehr Praxis, sowohl mit den Berlinern als den Inländern und Ausländern, die dahin kamen, um mich zu consultiren, wodurch auch meine Einnahme wieder beträchtlich zunahm. Auch fing ich nun wieder literarische Arbeiten an, so viel ich aus mir allein, ohne Subsidien, machen konnte für mein Journal. Die Beschreibung der deutschen Heilquellen wurde hier gearbeitet; dieser wurden die Frühstunden gewidmet. Die schönste Stunde war Abends die Theestunde bei der Königin, und an die Stelle der einsamen Zelle in Memel trat der Familienkreis bei Hirsch's.

Viel angenehme Stunden gewährte mir auch der Cirkel beim Minister Schrötter und Frau v. Knoblauch.

Unter den Königsberger Bekanntschaften waren mir die interessantesten die des alten Scheffner und Borowsky. Ersterer durch seinen freien, genialen, vielseitig sehr gebildeten Geist. Letzterer durch seinen liebenswürdigen Charakter, reines evangelisches Christenthum und echt apostolischen Johannessinn. Ich stärkte mich mit und durch ihn und durch Correspondenz mit C. immer mehr in echt christlichem Glauben und Gesinnung.

Grosse Freude schenkte mir der Himmel im letzten Jahre meines Aufenthalts durch die Ankunft Wilhelminen's, Eduard's, Laura's und Rosalie's.

Hier muss ich auch die grosse Beruhigung und Freude erwähnen, die mir Eduard's Betragen und seine Treue im Festhalten an Tugend und Frömmigkeit während der ganzen 3 Jahre meiner Abwesenheit gewährte. Die Mutter reiste mit den Kindern an den Rhein nach Hänlein, während er ganz allein in meinem Hause in Berlin, im 15. Jahre, mitten unter Franzosen, Unordnung, Sittenlosigkeit zurückblieb, wo ich ihn gelassen, um seine Schulstudien nicht zu stören. Ich schrieb ihm: er solle sich in das Haus eines achtbaren Mannes begeben, der Aufsicht auf seine Unerfahrenheit haben und ihn mit Rath unterstützen könne. Er antwortete mir: „Sei meinetwegen unbesorgt, lieber Vater, ich habe einen Vater im Himmel, der die Aufsicht über mich führt.“ Und Gott segnete seinen Glauben und hielt seine Hand über ihn.

Ein Hauptgegenstand der Beschäftigung für die Regierung und auch für mich während unseres Aufenthaltes in Königsberg war die neue Organisation des Staats (für mich des Medicinalwesens) und die Errichtung der neuen Universität zu Berlin. Minister Stein, Altenstein und Humboldt waren die dabei thätigen. Ich wirkte nach Kräften mit, doch, da ich zu wenig Uebung im Administrativen hatte, übernahm ich mehr die Stellung als erster wissenschaftlicher Beirath bei dem Minister und überliess Langermann das Administrative. — Aber für die Universität darf ich mir wohl das Verdienst zuschreiben, bei der Frage: wo sie errichtet werden sollte? wesentlich dazu beigetragen zu haben, dass für Berlin entschieden wurde.

Nach dreijähriger Abwesenheit sollte nun am 3. Dec. 1809 die Rückreise nach Berlin angetreten werden. — Ein Hauptabschnitt meines Lebens war geendet; ein neues sollte begonnen werden. Aber wie? Wie fand es mich? Mein Herz erstorben durch die schmerzhaften, ja vernichtenden Erfahrungen, die es gemacht hatte, völlig gleichgültig, ja abgewendet vom persönlichen irdischen Leben und irdischen Hoffnungen, dagegen mein Geist gewöhnt im Höheren zu leben und da allein seine Rettung und sein Glück zu finden — also eine völlig klösterliche Stimmung, die grösste Sehnsucht, mich in die Stille zurückzuziehen und bloss der höheren geistigen Welt und der Wissenschaft zu leben. Dazu kam, dass alle meine praktischen Verhältnisse in Berlin zerrissen waren und ich von Neuem wieder hätte anfangen müssen sie anzuknüpfen, was mir jetzt sehr schwer und doch zum Unterhalt meiner Kinder nöthig gewesen wäre. So auch meine zunehmende Augenschwäche, besonders die Lichtscheu des Abends, die mir das Prakticiren kaum möglich machte. Das Alles bestimmte mich zu der Erklärung: dass es mir unmöglich sei, bei meiner jetzigen Lage in mein früheres Verhältniss zurückzukehren, dass es mir am liebsten sein würde, bei einer mässigen Pension mich ganz aus dem Dienst zurückzuziehen, und dass, wenn man mich darin behalten wollte, es nur unter der Bedingung geschehen könne, dass man meinen Gehalt so stellte, dass ich in Berlin ohne Nahrungssorgen, ohne die Nothwendigkeit einer ausgedehnten Praxis, rein dem königlichen Hause, der Wissenschaft und vorzüglich dem Lehramte der neuen Universität leben könnte. — Das wurde erfüllt. Ich erhielt als Staatsrath bei dem Medicinalministerium 3000 Thlr., als Leibarzt 1600 Thlr. — und so musste das Unglück jener 3 Jahre dazu dienen, mir für die Zukunft ein sorgenfreies, meinem mehr wissenschaftlichen Streben angemessenes Leben zu sichern. — So wendete auch hier wieder Gott Alles zu meinem Besten, und ich fühlte lebhaft, dass denen, die Gott lieben, müssen alle Dinge zum Besten dienen.

1810 — 1830.

Wiederkehr nach Berlin. Universität. Zweites akademisches Leben. Beschränkung der Praxis. Otium litterarium. Eintritt in die administrative Laufbahn. Reise nach Holland. Zweite Flucht im Kriege 1813. Zweite Heirath.

1810 — 1813.

Vor Weihnachten 1809 kehrte der König und der ganze Hof nach Berlin zurück. Mit dem höchsten Enthusiasmus wurden wir empfangen. Aber mit welchen Empfindungen betrat ich mein Haus wieder! Drei Jahre lang war es eine Herberge der Franzosen gewesen (mit Ausnahme der einzigen Stube Eduard's), und nun leer, ohne Gattin, ohne Kinder, ausser denen, welche ich mitbrachte. — Ein neues Leben musste abermals begonnen werden. Es wurde dem Königlichen Hause, dem Lehramt, der Wissenschaft und der klinischen und consultatorischen Praxis geweiht. Die gewöhnliche und Hauspraxis schloss ich aus, vor

Allem, weil eine durch den dreijährigen Aufenthalt in den Schneeländern bedeutend vermehrte Augenschwäche, besonders Lichtscheu (Photophobie), es mir unmöglich machte, — also ein von Gott verhängtes Hinderniss, — dann, weil es nicht an guten Aerzten fehlte, und ich dadurch vielmehr manchen Collegen weh gethan hätte, und endlich, weil es mit dem Lehramte nicht wohl vereinbar war, dem ich mich nun wieder ganz zugewiesen fühlte, und in welchem ich durch Bildung junger Aerzte noch mehr Nutzen stiften konnte. Der neu zu errichtenden Universität richtete ich also meine ganze Kraft zu und fühlte meine natürliche Neigung dafür erwachen, ja, mich ganz wieder Professor. — Schon im März eröffnete ich das Policlinicum, das erste Institut der Art in Berlin für arme Kranke, wozu der König, als Gedächtnissstiftung seiner Rückkehr, jährlich 1000 Thaler bewilligte. Es war das erste Collegium, womit die Universität eröffnet wurde. Ich hatte die Freude, der erste Decan der medicinischen Facultät auf dieser neuen Universität zu sein, mein Sohn Eduard war der erste inscribirte Student, und eine Menge anderer Studenten fand sich ein. Ich resignirte auf den Gehalt von 1500 Thalern, der mir als Professor gebührte, um nicht den Schein eigennütziger Absicht bei der Errichtung der Universität auf mich zu werfen. — Gott segnete das neue Lehrinstitut sichtbarlich, es blühte auf durch Frequenz und Fleiss der Studirenden, und mein verwaistes Herz fand darin die höchste Befriedigung und Freude. Die wissenschaftlichen Studien wurden lebhaft getrieben. Ich gab zum Druck: Ueber die Heilquellen Teutschlands, über die Kriegspest, den Conspectus morborum und Materia medica, die Armenpharmakopoe, die jährlichen Klinischen Berichte. Im Hause widmete ich mich, so viel als mir irgend möglich, mit Minna der Erziehung der beiden Töchter Laura und Rosalie. Im Jahre 1812 beglückte mich sehr der Besuch der lieben Schwester Amalie. — Eduard machte seine medicinischen Studien, Emil war mein treuer Gehülfe im Clinicum, so ging das Leben ruhig, thätig, segensvoll, wenn gleich mit gebrochenem Herzen, bis 1813.

Es fehlte freilich nicht an mancherlei Reactionen. Zuerst die Mitglieder des alten Ober-Colleg. med. und Colleg. med., welche durch die neue Organisation zum Theil auf Pension gesetzt waren, und mir die Schuld davon beimassen. Alsdann, bei Errichtung der Universität, die Reil'schen Schüler, welche sich als höher und philosophischer gebildet, und sich als die Sonnen-, meine Schüler als die Erdkinder betrachteten. Aber in beiden Fällen übte ich ein altes und mir immer nützlich gewesenes Liebesgesetz aus: die Augen und den Geist davon weg zu wenden, keine Zuträgereien und Klatschereien anzunehmen, die Sache ganz als nicht existirend zu betrachten. So blieb meine Seele ruhig, mein Betragen gegen die Leute dasselbe, und weder Hass noch Bitterkeit, ja nicht einmal Unfreundlichkeit, konnte Platz finden. Und diess wirkte selbst auf der andern Seite versöhnend ein.

Auch suchte ich zur Vereinigung, und um einen mehr wissenschaftlichen Geist in Berlin zu wecken, durch Errichtung der medicinisch-chirurgischen Gesellschaft (den 1. Februar 1810 eröffnet), mitzuwirken, welche den besten Erfolg und ein dauerhaftes Gedeihen hatte.

Reise nach Holland im Juni 1810.

Der damalige König von Holland, Louis Napoleon, litt an Lähmungen der Hände und Füsse (Tabes dorsualis) und wünschte einen Besuch und Rath von mir. Der König von Preussen, der diesen unter den vier Brüdern Napoleon's allein als einen wirklich wohldenkenden Mann schätzte, gab mir den Auftrag dazu, und ich reiste Ende Mai 1810 zu ihm in Begleitung meines treuen Emils, der mir in aller Hinsicht ein zweiter Sohn wurde. — In Bentheim wurde ich von einem perniciösen Wechselfieber befallen, doch durch die stärksten Gaben China war es bald unterdrückt, und ich kam, noch sehr matt und angegriffen, in Harlem an, wo ich von dem Könige in dem schönen Hope'schen Hause sehr wohlwollend aufgenommen wurde. Wunderbar waren meine Gefühle und Betrachtungen über Gottes Wege, mich plötzlich in die Familie und an den Hof eines Napoleon und, während meines Aufenthaltes in Amsterdam, in das berühmte Rathhaus, das mir von Kindheit an so merkwürdig gewesen, versetzt zu sehen. Meine Menschen-, Völker- und Lebenskunde wurde durch diese Reise beträchtlich vermehrt, denn wunderbarer Weise traf die letzte Revolution in Holland, wodurch es ganz zur französischen Provinz wurde, mit meiner Reise zusammen. 30,000 Franzosen rückten plötzlich in Holland ein, Louis Napoleon, ein wirklich edler Mensch, sollte arretirt werden, er floh in der Nacht aus Harlem, und ich war allein in dem revolutionirten Lande. Mit Mühe gelang es mir, über Rotterdam, Antwerpen, Brüssel und Aachen zurück zu kehren, und leider erfuhr ich zuerst in Fulda, dann mit Gewissheit in Weimar, dass die Königin Louise während meiner Abwesenheit gestorben war! — Ein Donnerschlag für mich, denn mein ganzes Herz hing an ihr. Bei meiner ersten Audienz beim Könige konnte weder er, noch ich sprechen. Thränen erstickten unsere Worte. Es war mir, als wenn die leuchtende und erwärmende Sonne unseres Horizontes untergegangen wäre, Alles kam mir kühl, trübe und erstorben vor.

1813—1814. Flucht nach Schlesien.

Das Jahr 1813 rief die grosse Weltenkatastrophe herbei, welche den Sturz Napoleon's bewirkte. Sein Uebermuth und unersättlicher Ehrgeiz hatten ihn mit einer halben Million Krieger nach Moskau geführt, aber schon bei seinem Uebergange über den Niemen hatte er eine solche hochfahrende, Gott und der Menschheit Trotz bietende Sprache geführt, dass Fichte damals im prophetischen Geiste sagte: „Er hat Gott gelästert, sein Reich geht zu Ende“ — und so geschah es. Der Engel Gottes, die Kraft der Elemente vernichtete in wenig Wochen seine ganze Heeresmacht. Der Geist der Preussen, der nur mit Mühe zurückgehalten worden war, erwachte mit voller Begeisterung, furchtbarem Muthe und gänzlicher Hingebung Alles, auch des Theuersten, für Wiedererringung der Freiheit. Der Aufruf des Königs zum Kriege erfolgte. Die Königliche Familie musste abermals, diess Mal nach Schlesien fliehen, und mein einziger Sohn erbat sich und erhielt meine Erlaubniss, mit ins Feld zu ziehen und zwar als gemeiner Soldat in dem Regiment Garde du Corps. — Den 12. Januar 1813 reiste ich mit meinen Kindern dahin ab.

Nun war ich zum zweiten Male mir selbst überlassen mit der Hälfte meiner Kinder, abgeschnitten von meinem Hause und gewohnten Geschäften, und mit gänzlicher Ungewissheit für die Zukunft, denn, wenn der Kampf unglücklich ausfiel, so war es gewiss, dass Preussen aus der Reihe der Staaten ausgestrichen und unser Königshaus exilirt wurde, und natürlich ich mit ihm. — Aber diess Alles überliess ich der göttlichen Vorsehung, die ja dieses Haus und auch mich immer so gnädig beschützt und erhalten hatte. Ich widmete mich nun einer wissenschaftlichen stillen Thätigkeit und einem innigeren Leben mit meinen Kindern, auch die Dichtkunst kam mir hier wiederum zu Hülfe. In Breslau der Umgang mit mehreren gelehrten und kunstverwandten Männern, hierauf ein schöner romantisch-poetischer Aufenthalt in Kunzendorf, Landeck, Neisse für den Sommer — dann den Winter wieder in Breslau.

Hier machte ich auch noch eine ökonomische Unternehmung, die Acquisition des Gutes Marxdorf. Meine Gründe waren: die jetzt sich darbietende Gelegenheit vortheilhaft Güter zu kaufen, dann mein Grundsatz: dass der einzige sichere Besitz, besonders in damaligen stürmischen Zeiten, Grund und Boden sei. Es wurde für 35,000 Thlr. verkauft. Ich hatte nur 10,000 Thlr. zur Disposition, aber der König hatte die Gnade, mir 15,000 Thlr. dazu zu schenken, und 10,000 Thlr. blieben als Schuld darauf stehen. Ich verstand damals so wenig von Geldgeschäften, dass ich nicht einmal den Vortheil benutzte, mit meinem baarem Gelde Staatspapiere zu kaufen, wodurch ich 4—5000 Thlr. erspart haben würde.

Das nomadische Leben hatte auf die schon natürliche Lebhaftigkeit meiner lieben Laura so gewirkt, und Minchens Autorität war so schwach, dass sich ein hoher Grad von Leichtsinn und Ungebundenheit zu zeigen anfing, der in der Folge leicht in Irreligiosität hätte ausarten können, und besonders jetzt, wo ihre Entwicklungsjahre bevorstanden, ein ernstes Einwirken nöthig machte. Diess bestimmte mich, sie in das Erziehungsinstitut zu Gnadenfrei zu bringen, wo sie 2 Jahre blieb, und welches die gesegnetsten Folgen für ihre sittliche und religiöse Bildung hatte.

Mein Sohn Eduard kämpfte ritterlich für deutsche Freiheit in den Schlachten von Lützen, Bautzen, Haynau, Leipzig, und Gott erhielt ihn in den sichtbarsten Todesgefahren. — Der grosse Schlag bei Leipzig war endlich geschehen, die Macht Napoleon's war gebrochen und im Januar 1814 kehrten wir nach Berlin zurück.

1814.

Glücklich und im Triumphgefühl kehrten wir nach Berlin zurück, und ich trat mit neuem Muth und Kraft in meine früheren Verhältnisse: als Lehrer, als Ministerialrath, als Leibarzt und consultirender Arzt. — Aber mein Herz war traurig. Ich hatte nun 7 Jahre als Wittwer gelebt — glücklich hauptsächlich in dem Gefühl, meinen Kindern noch immer die reine Anhänglichkeit an ihre Mutter zu erhalten, die sie nur durch Krankheit von mir und sich getrennt glaubten, ohne dieses heilige Gefühl durch eine zweite Mutter zu stören. Ja, ich fühlte mich stark genug, allen Ansprüchen meines Herzens ferner zu entsagen und diese Wittwerschaft noch fortzusetzen. Aber jene Trennung konnte ihnen in die Länge nicht verschwiegen bleiben, und überdiess sah ich immer mehr ein, und der Aufenthalt in Schlesien hatte mich noch mehr davon überzeugt, dass Minna nicht Autorität genug hatte, die beiden Kinder, besonders Laura, für die Folge zu erziehen, ja, dass selbst ihre zu poetisch-philosophischen Grundsätze: z. B. dass die Kinder nicht unbedingt, sondern nur nach eigener Ueberzeugung gehorchen müssten u. dgl., der ganzen Erziehung eine nachtheilige Richtung geben könnten. Ueberdiess konnte auch sie mir ja leicht bald durch ein Ehebündniss geraubt werden.

Zweite Heirath 1815.

Diess legte mir die Pflicht auf, für eine zweite Mutter zu sorgen — und die Folge war die zweite wichtigste Epoche meines häuslichen Lebens: meine zweite Verheirathung.

Die Wahl musste mit Gott, Ueberlegung und besonders mit Rücksicht auf Minna und ihre persönliche Zuneigung zu der zu Wählenden, gemacht werden. — Ich fragte sie also: mit welcher Person unserer Bekanntschaft sie am liebsten vereint häuslich zusammen leben möchte, und sie nannte mir Helene Troschel, eine Verwandte und auch mir schon lange werthe Freundin! Und so segnete Gott diesen Schritt. — Er schenkte mir in ihr eine fromme, treue, liebende Lebensgefährtin für mein Alter, eine verständige Mutter und Erzieherin meiner Kinder und eine Ordnung und Wirthschaftlichkeit übende Hausfrau, mit der ich nun 16 Jahre in ununterbrochener Liebe und Einigkeit verlebt, die mir die Freuden des Lebens erhöhte und die Leiden treulich tragen half, ja ihr ganzes Dasein mir geweiht hat. — Hat sie nicht alle ihre Lieblingsfreuden: gesellschaftliche, Theater u. s. w. aufgeopfert, um mit mir die Abende in der Stille zuzubringen und sie mir durch Vorlesen und Unterhaltung zu erheitern? so dass wir uns immer auf diese Stunden freuten, und jeden Abend mit Dank gegen Gott zu Bett gingen.

Möge nach meinem Tode das Bewusstsein, mich glücklich gemacht und durch ihre Pflege mein Leben verlängert zu haben und in jener Welt Gott ihr dafür lohnen!

1815—1820.

Die nun folgenden Jahre flossen dahin in grösstentheils ungestörter Ordnung des Lebens. Akademische Vorlesungen, Klinik, Hof und consultatorische Praxis, Schriftstellerei, vom Morgen bis Abend Beschäftigung, Abends stiller Genuss des häuslichen Lebens mit Frau und Kindern, im Sommer gewöhnlich eine Reise — füllten die Zeit aus. — Glückliche Zeiten des häuslichen Lebens, wie ich sie lange nicht mehr gekannt hatte! — Die Erziehung der Kinder gab auch wieder Veranlassung zu genauerer Beobachtung der kirchlichen Religionsformen: Kirchenbesuch und Abendmahl, wozu der würdige Ritschl sehr viel beitrug. — Minna zog nach Weimar zur lieben Schwester und ward bald durch die glücklichste Verbindung mit dem ebenso lieben als verehrungswerthen Sturdza vereinigt.

Eduards künftiges Schicksal bestimmte sich nun auch. Er hatte die Erlaubniss erhalten, nachdem er die Franzosen bis über den Rhein mit verfolgt und zum Officier avancirt war, zurückzukehren und seine Studien fortzusetzen, denn ich wollte nicht, dass der Kriegsgott den helfenden Gott in seiner Seele verdrängen möchte. Er war auch dazu gern erbötig, denn er hatte Freude an der Medicin, zu der ihn schon sein Name trieb. Aber er bat mich dabei um eine Vergünstigung, nämlich: dass es ihm vergönnt sein möchte, seine Kunst auf dem Lande auszuüben, weil sie da am nöthigsten sei, und weil ihm die Luft grosser Städte, physisch und moralisch, zu unrein wäre. — Ich konnte nicht anders als mich dieser Gesinnung freuen, die mir ihn so ganz entfernt von gemeinen irdischen Rücksichten: Ehre und Geldgewinn, zeigte, und mir überdies die Beruhigung gab: meine künftige Nachkommenschaft in Gottes freier Landluft aufwachsen, und dadurch physisch kräftiger und moralisch reiner zu sehen, was überdies dem neugekauften Gute eine treue Verwaltung und so den Schwestern ihr Vermögen sicherte. Bei meiner damals schwachen Gesundheit und Unsicherheit meines Lebens bestimmte ich dieses Gut zum Zufluchtsort für meine noch übrigen fünf Töchter unter dem Schutze ihres Bruders auf den Fall meines Todes. — Er studirte noch ein halbes Jahr Oekonomie bei Thaer, heirathete 1815 die würdige Tochter Hermbstädt's, und zog nun nach Marxdorf als Wirthschafter und Arzt, und es machte mir grosse Freude, ihn als einen glücklichen Menschen versetzt zu sehen in die schönste Lage, die ein Mensch haben kann: Gottes freien Himmel über sich, die schönste Natur um sich, patriarchalisch seine Aecker bauend, und zugleich den Menschen hülfreich in der Noth durch seine Kunst. —

In den folgenden Jahren machte mir besonders meiner lieben Tochter Rosalie Kränklichkeit vielen und langen Kummer. Zu schnelles Wachsthum gab ihr vom 14. bis zum 18. Jahre die Anlage zu Bluthusten und Phthisis florida tuberculosa, und sie konnte nur durch die strengste Diät, Eingezogenheit, Entsagung des Tanzes, Singens und aller jugendlichen Freuden ihres Alters, Landluft, Milch und Molkenkur und die grösste Aufmerksamkeit, jeden kleinen Anfall einer entzündlichen Lungenreizung sogleich durch Aderlässe zu entfernen (deren ihr während dieser Jahre dreissig gemacht wurden), gerettet werden. Und sie ward es so, dass sie nachher heirathen, Kinder bekommen und selbst säugen konnte, ohne Schaden für ihre Lungen.

Noch verursachte mir grosse Angst die ihr in die Luftröhre gekommene Hechtgräthe, welche 6 Wochen lang beständige Gefahr der Erstickung bewirkte und erst in der 7. Woche durch Husten ausgestossen wurde (beschrieben in meinem Journal). Bei Röschen's Krankheiten kann ich die treue Sorgfalt meines Freundes Böhm nicht dankbar genug erwähnen, der leider nachher so tief sank, dass ich den Umgang mit ihm abbrechen musste.

Schöne Lichtpunkte meines nachher folgenden Lebens waren: die Verheirathung meiner lieben Töchter Laura, Rosalie, Hulda an würdige Männer, die Wiedervereinigung mit meiner lieben Tochter Lilly und ihre glückliche Verbindung mit dem lieben Sohn Emil; die Reise nach Baden, die Reise nach Wien und Italien!

1820—1830.

Mein äusseres Leben blieb sich gleich. Berufsarbeiten, Vorlesungen, Klinik, Ministerialgeschäfte, Consultationen, arme Kranke, die Gesundheitssorge für den König und die Königl. Familie, literarische Arbeiten, Fortsetzung meines Journals, stille Abendunterhaltungen, Umgang mit einigen Freunden, Mittwochs ein grösserer Cirkel, füllten auf die angenehmste und befriedigendste Weise meine Zeit aus, und so ging ein Tag nach dem andern mit Frieden im Innern und Thätigkeit nach Aussen, sich gleich, hin. — Des Königs Gnade und Vertrauen wendete sich mir immer mehr zu, und so hatte ich das Glück, selbst bei seiner zweiten Verheirathung, und noch mehr bei dem Uebertritt seiner Gemahlin zur evangelischen Religion als Vertrauter mitzuwirken. Nur zu sehr suchte er mir seine Huld durch äussere Gnadenbezeugungen zu erkennen zu geben und brachte mich selbst dadurch in Verlegenheit. — Zuerst durch Orden. Von jeher waren mir diese äusserlichen Auszeichnungen zuwider. Ich konnte sie — nicht als Zeichen der Tugend und des Verdienstes, denn diese dürfen nicht zur Schau getragen werden, — sondern nur als Zeichen meiner Treue und Anhänglichkeit an meinen Herrn betrachten und gelten lassen. Daher hatte ich alle Ordenszeichen anderer Monarchen abzulehnen gesucht, oder sie nicht getragen, denn sie erschienen mir nur als Decorationen, die nicht für Männer, sondern für Weiber passen. Aber das Ordenszeichen meines Königs trug ich als Sinnbild meiner Treue gern und beständig. — Nun wollte aber seine Gnade mich und meine Kinder in den Adelstand erheben. Diess setzte mich in grosse Verlegenheit, denn hier musste ich nicht bloss für mich, sondern auch für meine Kinder entscheiden, und die Verantwortlichkeit sowohl des Adligseins als Nichtadligseins eines ganzen Geschlechts auf mich nehmen.

Ich überlegte es vor Gott und meinem Gewissen und die Entscheidung war: du darfst den Adel nicht annehmen, wenn auch nicht deinet-, doch deiner Kinder und Nachkommen wegen.

Die Hauptgründe dagegen waren: 1) Es wird dadurch den Kindern mit dem Blute das Princip des Stolzes eingepflanzt, sich mehr und höher, ja wirklich aus anderem Blute bestehend zu denken, folglich Andere geringer zu achten, als sich, — gerade das Gegentheil von dem, was das Christenthum lehrt. 2) Ebenso wird ihnen mit dem Blute das Princip der Rache eingeflösst, keine Beleidigung der sogenannten Ehre ungerochen zu lassen, sondern sie nur mit dem Blute, ja dem Leben des Beleidigers zu vergelten und auszulöschen. 3) Ebenso das falsche Princip der Adelsehre, der Gegensatz der Ehre, die vor Gott gilt, indem sich mit jener Ausschweifung, Ehebruch, Schuldenmachen (also Stehlen) recht gut verträgt. 4) Die darauf gegründete Pflicht des Duellirens, welches doch immer, wenn es unglücklich ausfällt, ein absichtlicher Mord bleibt. — Alles diess Principien und Verpflichtungen, die geradezu den göttlichen und christlichen Geboten entgegengesetzt sind. — Ausserdem lehrt noch in irdischer Rücksicht die Erfahrung und liegt in der Natur der Sache, dass adlige Jungens weniger lernen, als bürgerliche, auch weniger Aussicht haben, durch ein ehrliches Gewerbe oder Handwerk ihr Brod zu verdienen, und adlige Mädchen weniger Aussicht zum Heirathen haben. Endlich hielt ich es auch für meine Pflicht, den ehrlichen Bürgerstand, in welchem ich geboren ward, zu ehren, und ihm das Bischen Ehre und Verdienst, was ich etwa in der Welt erworben, zuzuwenden. Also in Gottes Namen schlug ich es aus, und fühlte mich in meinem Gewissen recht erleichtert und beglückt, meinen Kindern und Nachkommen diesen ungöttlichen und unchristlichen Keim nicht eingepflanzt zu haben. Auch hatte ich die Freude, von ihnen völlige Uebereinstimmung zu erhalten.

Zuletzt muss ich noch die zweite bedeutende Zunahme meiner Blindheit, im Herbst 1830, erwähnen. Nachdem meine liebe Frau eine schwere Krankheit, bei der Gott mein Gebet erhört hatte, glücklich überstanden, bemerkte ich mit einem Mal, nach starker Anstrengung und Blendung meiner Augen, dass mir das Lesen schwerer wurde und die Buchstaben zur Hälfte verschwanden. Es machte mich anfangs sehr traurig, denn ich sollte nun des besseren Theils meines Lebens, der stillen Unterhaltung mit den Geistern der Todten und Abwesenden, „des Lesens," beraubt sein. Aber auch hier half mir meine gute Gabe mich zu gewöhnen, das Vorlesen meiner lieben Frau, und dass ich doch noch schreiben konnte und durfte. —

Eine Angelegenheit, die mich noch auf meinem Sterbebette erfreuen wird, war die Angelegenheit des griechischen Volkes, bei der ich ganz unverdient und so unbedeutend als ich war, dennoch durch den Segen der Vorsehung ein recht wirksames Werkzeug zur Hülfe und Rettung wurde.

Die Noth dieses armen Volkes war auf das äusserste gestiegen. Eben war Missolunghi auf die grässlichste Weise gefallen und Tausende von Hülflosen waren in Gefahr zu verhungern, verlassen von aller Welt, selbst von ihren Brüdern, den Christen, der Wuth der Barbaren preis gegeben. Die Strenge der Politik verbot in den öffentlichen Blättern etwas zu ihrem Besten (als Rebellen) zu sagen. — Da ergriff mich eines Morgens das Menschlichkeitsgefühl so heftig, dass ich, alle Rücksichten überwindend, einem edlen, dafür Sinn habenden König es aussprach, und ihn bat, zu erlauben, dass ich eine Subscription zur Unterstützung der nothleidenden Griechen eröffnen dürfe. Er erlaubte es. Ich hatte des Königs Wort, und so überwand ich alle späteren Einwendungen der Minister. Ich liess, vereint mit Strauss, Ritschl und Streckfuss, einen Aufruf in die Zeitungen setzen, und er wirkte wie ein elektrischer Schlag auf ganz Deutschland, er gab dem lange unterdrückten Mitleidsgefühl Freiheit zur That. — Es kamen nach und nach so viel Beiträge zusammen, dass wir eine halbe Million Franken nach Griechenland senden konnten, und so wurden durch Gottes Beistand, durch ein so schwaches Werkzeug, durch einen glücklichen Augenblick — ich möchte es lieber höhere Eingebung und Rührung nennen — nicht allein viel Tausend Unglückliche vom Hungertode errettet, sondern auch (wie mir einsichtsvolle Diplomaten versichert haben) durch die nun sich allgemein aussprechende öffentliche Meinung mächtig auf die Politik der Kabinette gewirkt, und mir das Bewusstsein, wesentlich zu der günstigen Wendung der griechischen Sache beigetragen zu haben.

Und so schliesse ich nun diesen Lebensbericht heute den 8. Juli 1831, nahe dem 70. Jahre, ruhig und ohne Lebenssorgen, sitzend auf meinem schönen Landhause im Thiergarten bei Berlin, um noch mit so viel Gesundheit und Lebenskraft den Menschen nützlich sein zu können, umgeben von guten frommen Kindern und glücklichen Enkeln. — Anbetend dankend blicke ich zurück auf Gottes unendliche unverdiente Gnade, die Er über mich ausgegossen hat. — Mein Lauf ist vollbracht, und ich harre mit Freuden auf den Augenblick, wo ich meinen Geist in die Hände dessen zurückgeben kann, von dem ich ihn erhielt. Möge er Seiner würdig befunden werden! — Ich hoffe darauf im Namen und im Glauben an Jesum Christum den gekreuzigten, auferstandenen, zum Vater zurückgekehrten und mit Ihm Eines seienden. Amen! —

Erläuternde Nachträge.

S. 9 u. f.

Hufeland wurde am 12. August 1762 zu Langensalza geboren, woselbst sein Vater als beschäftigter praktischer Arzt lebte, während der Grossvater Leibarzt des herzoglichen Hauses zu Weimar war. Im Jahre 1765 erhielt dann der Vater mit dem Titel eines Hofrath den Ruf als Leibarzt der regierenden Herzogin Amalie von Sachsen-Weimar, jener erlauchten Fürstin, die den ersten Grund zu der geistigen Bedeutung der kleinen Residenz legte, welcher dieselbe bald den glänzenden Namen des Ilm-Athen mit so vielem Recht verdanken sollte. Ich kann mir nicht versagen, hier einige Worte einer der bedeutendsten und hervorragendsten deutschen Fürstinnen zu widmen, die auch dadurch für uns so unvergesslich ist, dass unser grosser Dichter, wie mit dem Sohne, so mit der Mutter in dem innigsten geistigen Verbande so viele Jahre hindurch lebte. Goethe leitet unter Anderm, was er zu ihrem „feyerlichen Andenken“ geschrieben, mit folgenden Worten ein: „Entsprossen aus einem Hause, das von den frühesten Voreltern an bedeutende, würdige und tapfere Ahnherren zählt; Nichte eines Königs, des grössten Mannes seiner Zeit; von Jugend auf umgeben von Geschwistern und Verwandten, denen Grossheit eigen war, die kaum ein ander Bestreben kannten, als ein solches, das ruhmvoll und auch der Zukunft bewunderswürdig wäre; in der Mitte eines regen, sich in manchem Sinne weiter bildenden Hofes, einer Vaterstadt, welche sich durch mancherlei Anstalten zur Cultur der Kunst und Wissenschaft auszeichnete, ward sie bald gewahr, dass auch in ihr ein solcher Keim liege, und freute sich der Ausbildung, die ihr durch die trefflichsten Männer, welche späterhin in der Kirche und im Reich der Gelehrsamkeit glänzten, gegeben wurde. Von dort wurde sie früh hinweggerufen zur Verbindung mit einem jungen Fürsten, der mit ihr zugleich in ein heiteres Leben einzutreten, seiner selbst und der Vortheile des Glückes zu geniessen begann. Ein Sohn entsprang aus dieser Vereinigung, auf den sich alle Freuden und Hoffnungen versammelten; aber der Vater sollte sich wenig an ihm und an dem zweiten gar nicht erfreuen, der erst nach seinem Tode das Licht der Welt erblickte."

Anna Amalia, Tochter des Herzogs Carl von Braunschweig-Wolffenbüttel, wurde 1739 geboren, vermählte sich 1756 mit Herzog Ernst August Constantin von Sachsen-Weimar, durch dessen am 28. Mai 1758 erfolgenden Tod sie Wittwe und, selbst noch minderjährig, Vormünderin ihres erstgeborenen Sohnes Carl August, sowie Regentin des Landes an seiner Statt wurde. Hinlänglich bekannt ist, wie musterhaft die hohe Frau in schwierigsten Zeiten sich dieser Aufgabe entledigte, bis sie 1774 des mündigen Sohnes eigenen Händen die Regierung übergeben konnte, um selbst, wie Goethe sagt, „eine sorgenfreiere Abtheilung des Lebens" anzutreten. Sie sollte deren noch eine lange Reihe von Jahren froh sein, bis ihr edles Herz, das, wie für so vieles Schöne und Würdige, warm auch schlug für des deutschen Vaterlandes Ehre und Heil, brach an der Schmach und dem Unglück, welches der so verhängnissvolle 14. October 1806 bei Jena über dasselbe gebracht hatte. Sie starb am 10. April 1807.

Wie bei der Herzogin Mutter, bekleidete denn auch bei Herzog Carl August Hufeland's Vater die Stelle eines Leibarztes, bis er zur Ausübung der Praxis unfähig wurde.

S. 17.

In denselben Tagen, in denen Herzogin Amalie Alles vorbereitete, um ihrem Sohne die Herrschaft zu übergeben, wo sie darauf sann, das zu thun unter Freudenfesten und glänzenden Feierlichkeiten, wurden diese vereitelt und unmöglich gemacht durch das Abbrennen des Weimarischen Schlosses. Die freudigste Stimmung verkehrte sich so in Trauer und Sorgen. Einen Theil des Schlosses machte das Theater aus, und so verliess denn auch nach diesem Brande die Seyler'sche Truppe die Stadt, und es vergingen Jahre, bis unter Goethe's Leitung die Weimarer Bühne wieder erstand, von der dann so Grosses geleistet werden sollte. Es war aber die Zeit, wo Liebhabertheater fast zu den nöthigen Bedürfnissen der Deutschen gehörten, was Wunder, dass Goethe, selbst für sie begeistert, bald nach seiner Ankunft in Weimar ein solches errichtete. In den Kreis der Darstellungen wurde auch Iphigenia in Tauris gezogen, jene köstliche Perle in der Reihe dichterischer Schöpfungen des grossen Meisters, damals noch in Prosa geschrieben. Die von Hufeland erwähnte Aufführung der Iphigenia hat wohl auf dem Tiefurter Hoftheater stattgefunden, und hat er bei der richtigen Angabe der Rollenvertheilung nur Seidler anzuführen vergessen, dem der Arkas zufiel. Was den Eindruck, den Hufeland durch Goethe-Orest in dieser Darstellung der Tragödie gewann, anlangt, so hat er sich an anderer Stelle darüber noch so geäussert: „Nie werde ich den Eindruck vergessen, den Goethe als Orestes im griechischen Costüm in der Darstellung seiner Iphigenia machte; man glaubte einen Apollo zu sehen. Noch nie erblickte man eine solche Vereinigung physischer und geistiger Vollkommenheit in einem Manne, als damals an Goethe." Es gelten diese Worte gewiss recht eigentlich der ganzen Erscheinung Goethe's, nicht dem Eindruck etwa seines Spieles, denn tragische Darstellung scheint nach Allem, was man darüber gehört hat, nicht zu den besonderen Leistungen des Dichters gehört zu haben, wogegen ihm komische Rollen vortrefflich gelangen. Lewes sagt in Bezug hierauf: „Sein Spiel hatte die gewöhnlichen Fehler eines Dilettanten; er war ungestüm und doch steif, übertrieben und doch kalt; er entfaltete seine schöne, klangreiche Stimme, ohne Rücksicht auf die Feinheiten der bewegten Empfindung. Dagegen scheint er in komischen Rollen vortrefflich gewesen zu sein, je derber der Spass, je wohler fühlte er sich dabei etc. etc."

Prinz Constantin, der Darsteller des Pylades, war der nach dem Tode des Gemahls der Herzogin Amalie geborene Sohn (8. Sept. 1758) und starb als sächsischer General-Major in Dresden 1793.

S. 20 u. f.

Vom Antritt der Regierung an hatte Carl August mit seinem lebhaften Sinn für alles Edle und Gute auch der Universität Jena seine besondere Aufmerksamkeit zugewandt. Durch Berufung neuer, bedeutender Lehrkräfte war der erste Anstoss zu neuem Aufschwung dieser alten, berühmten Hochschule gegeben, und damit der Grund zu der eigentlichen Blüthezeit derselben gelegt, die in den nächsten Jahrzehnten unter der besonderen Pflege des Herzogs und seines grossen Freundes Goethe Jena zum Sammelplatz bedeutendster Männer in allen Fächern machen sollte. Die belebende und erhebende Rückwirkung bedeutender Lehrer auf die akademische Jugend konnte freilich nicht mit den ersten Schritten auf der neuen Bahn erfolgen, und das um so weniger, als sich das tolle und ausgelassene Burschenwesen kaum auf einer andern deutschen Universität in allen seinen seltsamen und wüsten Ausschreitungen so unverfälscht erhalten hatte, als in Jena. War es doch auch gerade hier, wo man sich gewöhnt hatte, das studentische Treiben aus den Häusern viel mehr auf offenen Markt und die Strassen der Stadt zu verlegen, wodurch dann dem Hang zur Renommisterei reichlichere Nahrung noch geboten wurde. So sind wohl die Klagen Hufeland's über das Treiben der Jenenser Burschen gerechtfertigt genug, und leicht erklärlich sein Wunsch, Jena mit einer andern Pflegstätte der Wissenschaft zu vertauschen, wo er für den innern Drang zu ernsten und gewissenhaften Studien mehr äussere Ruhe und Gelegenheit fand. Der von ihm mit besonderer Liebe erwähnte Schwager Weber war Professor der Theologie. — Zu den ersten einflussreichsten Berufungen nach Jena gehörten die des Theologen Griesbach und Loder's. Dieser berühmte Anatom, aus Riga gebürtig, hatte (1778) nur erst die Doctorwürde erlangt, als ihm auch die Vocation nach Jena als ordentlicher Professor der Anatomie, Chirurgie und Hebammenkunst zu Theil wurde. Was zum Ruhme dieses hochbedeutenden Mannes Hufeland in unserm Texte sagt, entspricht wohl dem allgemeinen Urtheil und ist allbekannt. Um so schlimmeres

Zeugniss aber für den unwissenschaftlichen Sinn der damaligen akademischen Jugend Jena's ist es, dass selbst ein so begabter und anziehender Lehrer nur sehr allmälig Zuhörer sich zu verschaffen verstand. Noch aus viel späterer Zeit, als Hufeland's Studienjahr, schreibt Goethe von einem Besuch desselben in Gemeinschaft mit Alexander von Humboldt: „Zu bemerken ist, dass Hofrath Loder eben die Bänderlehre las, den höchst wichtigen Theil der Anatomie; denn was vermittelt wohl Muskeln und Knochen, als die Bänder? Und doch ward durch eine besondere Verrücktheit der medicinischen Jugend gerade dieser Theil vernachlässigt. Wir Genannten, mit Freund Meyern, wandelten des Morgens im tiefsten Schnee, um in einem fast leeren anatomischen Auditorium diese wichtige Verknüpfung auf's Deutlichste nach den genauesten Präparaten vorgetragen zu sehen.“ Loder war es auch, der für die so vollständig vernachlässigte Herstellung öffentlicher Lehrinstitute später die erste Bahn brach durch Errichtung eines anatomischen Theaters, einer Entbindungsanstalt und der berühmten Loder'schen anatomischen Sammlung, die freilich, als auch er 1803 Jena verliess, als sein Privateigenthum mit ihm auswanderte. Mit diesem nun von ihm so hochverehrten Lehrer war es Hufeland beschieden, noch zwei Mal während seines Lebens in nächste collegialische Beziehungen zu treten. Erst als Professor in Jena, dann 1808, wo Loder, Professor und gefeierter Arzt in Königsberg, neben ihm Leibarzt des Königs Friedrich Wilhelm III. wurde, der in der alten Preussenstadt, in der sich sein grosser Ahn im stolzen Bewusstsein der eigenen Kraft die Königskrone auf's Haupt gesetzt hatte, Schutz und Ruhe suchte vor den weiter und weiter sich dehnenden Uebergriffen eines kühnen Eroberers. Dem bis an sein Lebensende im Dienst der Wissenschaft unermüdlichen Loder war ein hohes Alter beschieden; er starb, fast ein Achtziger, 1832 in Moskau.

Der weiter noch aus der Jenenser Studienzeit erwähnte Eichhorn ist der berühmte Orientalist und Exeget Johann Gottfried Eichhorn, Vater des ausgezeichneten Rechtslehrers Carl Friedrich. Er ward 1788 nach Göttingen berufen und wirkte dort als Lehrer ununterbrochen bis zu seinem 1827 erfolgenden Tode.

Eine andere Welt freilich that sich dem strebsamen, nach ernstester Bildung trachtenden Hufeland auf, als er nach Jahresfrist Jena verliess, um auf der jüngsten der deutschen Hochschulen, der Georgia Augusta in Göttingen, seine Studien fortzusetzen, auf dieser Georgia Augusta, die sich in der kurzen Zeit ihres 34jährigen Bestehens bereits zur schönsten, herrlichsten Blüthe entwickelt hatte. Zu der vielseitigen, klassischen Bildung, von der Hufeland in seinem langen Leben so mannigfache Beweise gegeben hat, legte er während dieser Göttinger Jahre den wahren Grund, sie gaben seinem medicinischen Wissen und Handeln die sichere Basis, auf der er weiter bauen und schaffen konnte. Wir finden in unserm Text die Namen aller derer aufgeführt, die 1781 besonders den Ruhm der Georgia Augusta verbreiteten. Für Hufeland's theoretische Ausbildung waren von speciellem Einfluss Lichtenberg und Blumenbach. Jener, seit 1770 akademischer Lehrer, fesselte durch die Vielseitigkeit des Wissens, durch die grossartige Weise, in der er das Zusammenwirken aller Kräfte der Natur zu erklären trachtete, durch den Reichthum an Geist, schlagendem Witz, durch die anregende Weise des Vortrags, den Schüler in hohem Grade, mochte er nun Experimentalphysik, Astronomie, mathematische Geographie, die Theorie der Erde und Meteorologie, oder reine Mathematik und Algebra vortragen. Hufeland, bei dem Sinn und Theilnahme für Naturwissenschaften bereits geweckt waren, musste sich durch solchen Lehrer um so mehr angezogen fühlen, als er auch sonst mit ihm in lebhaften persönlichen Verkehr trat, da Lichtenberg ihm freundlichst Zugang in seinem Hause gestattete. Dass er namentlich die Gelegenheit, sich in der Physik auszubilden nicht unbenutzt liess, dafür hat er späterhin in seinen Schriften hinlänglich Zeugniss abgelegt; wie viel er aber von Lichtenberg für seine ganze Auffassung der Dinge, für seine Anschauungen der Natur und des Lebens gewann, das hat er in dankbarem Sinne bei jeder Gelegenheit wieder und wieder zu rühmen gewusst. Zu den jüngsten Lehrkräften der medicinischen Facultät gehörte der damals noch nicht 30jährige Joh. Fried. Blumenbach, der, 1752 geboren, seit 1776 als ausserordentlicher, seit 1778 als ordentlicher Professor an der Göttinger Hochschule lehrte. Wenn auch seine Studienzeit in Göttingen lange Zeit nach des grossen Haller Abgang fiel, so ist Blumenbach doch in der ganzen Richtung, die seine wissenschaftliche Thätigkeit nahm, recht eigentlich als ein treuer Anhänger und Schüler dieses grossen Physiologen zu betrachten, der, der berühmten Leydener Schule berühmtester Zögling, unter all den Abwegen theoretischer und speculativer Ideen, welche bereits die Köpfe zu verwirren begannen, den sichersten Boden jeder Forschung, Erfahrung, nicht verliess. Es ist hier nicht der Ort, auf die so oft besprochene Bedeutung dieses grossen Gelehrten, Staatsmanns, Dichters, der, gleichviel ob er als Lehrer oder Schriftsteller auftrat, in Allem was er gab, Vollendetes nach Inhalt und Form bot, näher einzugehen, nur ein paar Worte über das Verhältniss Blumenbach's zu Haller seien mir gestattet. In demselben Jahre 1752, in welchem dieser zu Gotha geboren wurde, veröffentlichte Haller die Resultate der 190 Versuche, durch die er die Eigenschaft der Muskelfaser, sich unabhängig vom Nervensysteme, in Folge gewisser Reize zusammenzuziehen, nachwies. Abgesehen von der speciellen Bedeutung dieser überaus wichtigen Thatsache, setzte Haller damit die experimentale Methode, die den Physiologen seit langer Zeit vollständig abhanden gekommen war, wieder in die ihr zukommenden Rechte ein und gewann somit die sichere Basis, die fortan allein bei allen wahren Physiologen Geltung haben sollte und der wir bis auf den heutigen Tag alle wirklichen und bleibenden Fortschritte in der Physiologie nicht nur, sondern recht eigentlich in der Medicin, zu deren wichtigsten Lehrmeisterin sie sich im Laufe der Jahre gemacht hat, verdanken.

Zu den ersten und bedeutendsten Nachfolgern Haller's in dieser Richtung gehört Blumenbach, der gleich mit seiner Inauguraldissertation: De generis humani varietate nativa 1775, die späterhin so viele Umarbeitungen und Ausgaben, so vielfache Uebersetzungen in fremde Sprachen erleben sollte, den sicheren Weg der Naturbeobachtung betrat. Ueber ihr freilich vernachlässigte er eifrige Studien nicht, und so ist es neben treuer Beobachtung der Natur grosse Gelehrsamkeit, die alle Leistungen Blumenbach's auf dem Gebiete der Zoologie, vergleichenden Anatomie, denen er vorzugsweise seine Thätigkeit zuwandte, kennzeichnen. Beide Eigenschaften waren es, die einen strebsamen jungen Mann, wie Hufeland, der sich von Kindheit an gewöhnt hatte, ebenso auf die Erscheinungen in der Natur zu achten, als gründlich in allen seinen Studien zu sein, um so mehr fesseln mussten, als sich Blumenbach auch in hohem Grade der Gabe eines anziehenden, anregenden Vortrages erfreute [1]). Uebte so Blumenbach durch seine ganze Richtung und Methode einen bleibenden höchst günstigen Einfluss auf Hufeland, lenkte er ihn mehr und mehr auf den Werth genauer Beobachtung, treffender Charakteristik, glücklicher Schlüsse hin, so war es noch ein Besonderes, wozu er ihm die erste Anregung gab und das in dem wissenschaftlichen Streben und Leben Hufeland's eine so wichtige Rolle einnehmen sollte. Blumenbach hatte die grossen Entdeckungen Haller's von der Sensibilität und Irritabilität mit Eifer erfasst, und suchte sie weiter zu verwerthen für die Physiologie, namentlich die Lehre von der Lebenskraft, die er durch ein Novum, den Bildungstrieb, Nisus formativus, erweiterte. Von ihm hat zweifelsohne Hufeland also den Anstoss zu der wissenschaftlichen Auffassung erhalten, die einen grossen Theil seiner Schriften kennzeichnet, die ihm als Lehrer und Arzt zum leitenden Princip wurde, ich meine seine Ansichten von der Lebenskraft.

Als am 17. September des Jahres 1837, dem ersten Tage der 100jährigen Jubelfeier der Georgia Augusta, ein langer Festzug von

[1]) Zu dem innersten Wesen Blumenbach's gehörte recht eigentlich, Jedermann und jederzeit anzuregen, zu belehren, zu weiterem Nachdenken nach bestimmten Richtungen aufzufordern, und namentlich liess er das auch Kindern gegenüber hervortreten, wie Alle sich erinnern werden, die das Glück hatten, und zu ihnen gehört auch der Schreiber dieser Zeilen, ihm in seinem Studirzimmer und sonst nahen zu dürfen. Oeffentliches Zeugniss dafür hat Goethe abgelegt, der gelegentlich eines Besuches in Göttingen erzählt: „Den Lockungen, mit denen Blumenbach die Jugend anzuziehen und sie unterhaltend zu belehren weiss, entging auch nicht mein zehnjähriger Sohn" und weiter: „Die unermüdliche durchgreifende Belehrung Hofrath Blumenbach's, die mir so viel neue Kenntniss und Aufschluss verlieh, erregten die Leidenschaft meines Sohnes für die Fossilien des Hainberges Gar manche Spaziergänge wurden dorthin vorgenommen, die häufig vorkommenden Exemplare gierig zusammengesucht, den seltneren emsig nachgespürt." Auch dess werden sich viele Schüler des grossen Mannes noch erinnern, dass er in seiner humoristischen Weise häufig von „Meinen Collegen, den Strassenjungen" sprach, die ihm zu allerlei Demonstrationen Salamander etc. hatten herbeischaffen müssen. Auch sie wusste er für solche Zwecke vortrefflich anzulernen.

der Bibliothek durch die mit Blumen und Fahnen geschmückten Strassen Göttingen's sich bewegte, lenkte ein Greis vor Allen die Blicke der vielen Tausende Schaulustiger auf sich, der von Sohneshand gestützt mühsam des Weges zog. Das war Johann Friedrich Blumenbach, der würdige Nestor der Universität, der im Mannesalter als ordentlicher Professor bereits das 50jährige Jubiläum dieser Hochschule mit begangen hatte. Vor wenigen Wochen hatte man in Berlin einen seiner dankbarsten Schüler, Hufeland, auch schon hochbetagt, zur Erde bestattet; der alte Lehrer lebte noch in ihm bewährte sich die Lebenskraft, die ihn theoretisch so viel beschäftigt hatte, noch immer. Erst 1840 folgte er Hufeland in die Ewigkeit.

Der dritte Göttinger Lehrer endlich, der einen entscheidenden Einfluss auf Hufeland hatte, war der ausgezeichnete, so überaus vielseitige August Gottlob Richter, ein Mann, als Arzt wie als Lehrer und Kliniker weit und breit berühmt. Ihm verdankte er eine unschätzbare Mitgift für das praktische Leben, in das er, wie er uns selbst erzählt hat, so bald einzutreten berufen war. Zum Beweise der vielseitigen Lehrthätigkeit dieses Mannes mag es mir erlaubt sein, aus Pütter's Geschichte von der Georg-Augustus-Universität Folgendes anzuführen: „In seinen Lehrstunden erklärt er 1) alle halbe Jahre die specielle Therapie um 10, allenfalls mit Abtheilung der hitzigen Krankheiten im Winter, der chronischen im Sommer; desgleichen 2) die Chirurgie, im Winter um 3 die medicinische, im Sommer um 11 die Manual-Chirurgie; daneben noch 3) im Sommer um 3 die Augenkrankheiten, 4) im Winter um 11 zwei Mal die Woche die Knochenkrankheiten, im Sommer die Diätetik. Ausserdem dirigirt er 5) im Hospital täglich um 1 die klinischen Uebungen, und trägt auch noch 6) die generelle Therapie und 7) Semiotik vor.“ — Hierzu bemerke ich noch, dass die klinischen Uebungen sich auf medicinische und chirurgische Fälle bezogen.

S. 25.

Unter den Männern, mit denen in besonderem Freundschaftsverhältnisse während der Weimarer Lebenszeit gestanden zu haben sich Hufeland rühmt, weist er selbst die hervorragendste Stelle Bode an. Gehen wir noch ein Mal auf die Göttinger Studienjahre zurück, so ist von ihnen nachzuholen, dass er dort in nahe Beziehungen zu drei Lehrern der Theologie trat, Koppe, Miller, Richerz. Der erste, Johann Benjamin Koppe, ein Danziger von Geburt, machte Hufeland, wie es scheint, zuerst mit der Bedeutung der Freimaurerei bekannt, und bewegte ihn wohl zum Anschluss an diesen Orden, den er seitdem für besonders geeignet hielt grade dem Drang der Jugend nach innigerer Verbindung und Anschluss an eine grössere Gemeinsamkeit zu entsprechen und gleichzeitig edlen und guten Bestrebungen zuzuführen. So ergab sich in Weimar ein besonders enger Bund mit Bode leicht, dessen allgemeines Streben und Wirken sich mit Vorliebe der Freimaurerei hingab, in der er das sicherste Gegengewicht gegen Katholicismus und Jesuitenwirthschaft erblickte. Mit diesem genialen Uebersetzer dreier englischer Werke, die ehedem wohl zu den am Meisten in Deutschland gelesenen gehörten: Yorik's empfindsame Reise, Tristram Shandy's Leben, Goldsmith's Dorfprediger von Wakefield, hatte es eine gar eigene Bewandniss. Der Sohn eines blutarmen Ziegelstreichers in Schöppenstedt, hütete er zuerst die Schafe, kam dann nach Braunschweig beim Stadtmusikus in die Lehre und verschaffte sich hier, trotzdem er mehr zu allerlei Nebendiensten benutzt wurde, auf verschiedenen Instrumenten grosse Fertigkeit. Als armer Musiker in Helmstedt lernte er später mit eisernem Fleiss Lateinisch, Französisch, Englisch und beschäftigte sich mit Kunstgeschichte. Später nach Hamburg verschlagen, redigirt er hier den „Hamburger Correspondenten", und übersetzt zuerst aus dem Englischen, wird dann Buchdrucker, tritt in nahe Verhältnisse zu Lessing und will mit ihm eine „Buchhandlung für Gelehrte" gründen, ein Plan, der indess nicht zur Ausführung kommt. Endlich folgt er 1778 der Wittwe seines Freundes des dänischen Ministers v. Bernstorff nach Weimar, wo er fortan in literarischen Arbeiten Befriedigung findet und allgemein geachtet und geehrt bis zu seinem Ende (1793) bleibt. Ein Irrthum ist es, wenn Hufeland diesen Bode als Stifter des Illuminaten-Ordens bezeichnet. Der Illuminaten-Orden, bestimmt recht eigentlich ein Bollwerk gegen den Ultramontanismus zu sein, dessen Hauptzwecke waren, die Herrschaft der Vernunft zu verbreiten, religiöse und politische Aufklärung zu fördern durch Kampf gegen den kirchlichen Dogmenglauben, durch Verbreitung sogenannter natürlicher Religionsanschauungen (Deismus) und wahrer Sittenreinheit, durch Erweckung republikanischer Ideen, ging von Ingolstadt aus und fand sehr natürlich zuerst grade in dem katholischen Deutschland Anklang. Sein Stifter war ein ehemaliger Jesuitenzögling, der Professor des Kirchenrechts Adam Weishaupt zu Ingolstadt, und sein ursprünglicher Name der Orden der Perfectibilisten. Die Schaar seiner Anhänger, zu denen namentlich auch viele der bedeutendsten Aerzte jener Zeit gehörten, mehrte sich, besonders als Knigge und mit ihm wohl Bode beitraten und durch sie der Freimaurerbund Interesse für die gewissermassen neue Abzweigung seines eigenen Wesens gewann. Gerade die Verbindung mit Knigge, Bode u. A. sollte aber auch zur baldigen Auflösung des Ordens führen, da sie es vor Allem waren, die mit Entschiedenheit die allerdings eigenthümlichen und bedenklichen Wege, welche Weishaupt zur weiteren Entwicklung desselben anwenden wollte, bekämpften. Da nun bereits 1784 der Kurfürst von Baiern den Illuminaten-Orden aufhob, kann Hufeland ihm nur sehr kurze Zeit angehört haben. Weishaupt, der Professur entsetzt, des Landes verwiesen, zog nach Gotha und wurde der vertraute Freund der geistreichen regierenden Herzogin. Ein zweiter genauerer Freund wurde dem Hufeland in Friedrich Justinus Bertuch, der in der Weimarer Gesellschaft eine bedeutende Rolle schon damals einnahm. Die bereits angeregte Idee, Goethe nach Weimar zu ziehen, versuchte man in mannigfacher Weise in ihm selbst zu wecken und zu pflegen. So legte ihm denn, wie er berichtet, der Maler Kraus bei seiner Rückkehr nach Frankfurt besonders gern landschaftliche oder persönliche Darstellungen aus dem Weimarischen Kreise und dessen Umgebung vor. Auf ihnen hatte seinen Platz auch Bertuch. Bei Erwähnung gewisser Zeichnungen aus der Gegend um Bürgel sagt Goethe: „An dem einen jungen Manne sollte man Bertuch erkennen" und dann weiter erläuternd: „Bertuch, als Zögling Wieland's, hatte sich in Kenntnissen und Thätigkeit dergestalt hervorgethan, dass er, als Geheimsecretair des Herzogs schon angestellt, das Allerbeste für die Zukunft erwarten liess." Dass Hufeland von Anfang an in nahe Beziehungen zu solchen Leuten wie Bode, Bertuch, Musäus und durch sie wieder mit den grössten Geistern unseres Volkes, Wieland, Herder, Schiller, Goethe trat, beweist wohl seine geistige Ebenbürtigkeit am besten. Die literarische Thätigkeit Bertuch's, der ausserdem als Geheimsecretair 1775 in Weimarische Dienste trat und später Legationsrath wurde, ist hinlänglich bekannt. Ein besonderes Verdienst erwarb er sich im Anfang der neunziger Jahre durch Gründung des so berühmten Landes-Industrie-Comptoirs, an welchem in der Folge sich lebhaft die Aerzte Froriep Vater und Sohn betheiligten, und von dem eine so lange Reihe von Jahren das ausgezeichnete Journal „Froriep's Notizen" ausging (1822). Dass auch, um hier wieder, wie gelegentlich der Göttinger Zeit, mit einem Dreiblatt abzuschliessen, Dr. Buchholz zu den bedeutenderen Persönlichkeiten gehört, ersehen wir aus einem Citat aus Goethe's Leben, betreffend die wissenschaftlichen Zusammenkünfte im Goethe'schen Hause.

S. 30.

Erst in seinen Nachrichten aus dem Jahre 1796 erwähnt Goethe selbst der geselligen Zusammenkünfte im Goethe'schen Hause, die für Hufeland's ganzes Leben bereits 1792 von so grosser Bedeutung werden sollten. „Eine Gesellschaft hochgebildeter Männer, welche sich jeden Freitag bei mir versammelten, bestätigte sich mehr und mehr. Ich las einen Gesang der Ilias von Voss, erwarb mir Beifall, dem Gedicht hohen Antheil, rühmliches Anerkennen dem Uebersetzer. Ein jedes Mitglied gab von seinen Geschäften, Arbeiten, Liebhabereyen beliebige Kenntniss, mit freimüthigem Antheil aufgenommen. Dr. Buchholz fuhr fort, die neusten physisch-chemischen Erfahrungen mit Gewandtheit und Glück vorzutragen. Nichts war ausgeschlossen, und das Gefühl der Theilhaber, welches Fremde sogar in sich aufnahmen, hielt von selbst Alles ab, was einigermassen hätte lästig seyn können. Akademische Lehrer gesellten sich hinzu, und wie fruchtbar diese Anstalt selbst für die Universität geworden, geht aus dem einzigen Beispiel schon genugsam hervor, dass der Herzog, der in einer solchen Sitzung eine Vorlesung des Dr. Christian Wilhelm Hufeland angehört, sogleich beschloss, ihm eine Professur in Jena zu ertheilen, wo derselbe sich durch mannichfache Thätigkeit zu einem immer zunehmenden Wirkungskreise vorzubereiten wusste." (Tag- und Jahreshefte.)

Aus Goethe's Hause recht eigentlich hatte also Hufeland seinen Weg auf die Kathedre gefunden. Dass nach wenigen Jahren aus seinem Abgang von Jena gerade diesem besondere Sorgen erwachsen würden, ahnte er damals wohl am wenigsten. Es hatte, so verkündet Goethe selbst uns, die Universität schon einige Jahre hindurch der Regierung Sorge bereitet. Er schreibt das zunächst der französischen Revolution zu, durch die eben eine Unruhe allgemein in die Menschen gekommen, eine Sucht „an ihren Zuständen zu ändern oder ihren Zustand wenigstens dem Ort nach zu verändern.“ Derartige Versuchungen lagen besonders nahe bei den Lehrern der Hochschulen, und das um so mehr, als gerade zu der nämlichen Zeit neue Anstalten mit besonders verlockenden Aussichten gegründet wurden. Für Jena trafen nun drei Ereignisse ziemlich zusammen, die solche besondere Unruhe in Fluss bringen konnten. Zunächst Hufeland's Berufung nach Berlin: „Der im ärztlichen Fache so umsichtige und mit mannichfachem Talent der Behandlung und Darstellung begabte Christian Wilhelm Hufeland war nach Berlin berufen, führte dort den Titel eines Geheimen Raths, welcher in einem grossen Reiche schon zum blossen Ehrentitel geworden war, indessen er in kleineren Staaten noch immer die ursprüngliche active Würde bezeichnete und ohne dieselbe nicht leicht verliehen werden konnte. Eine solche Rangerhöhung aber blieb auf die Zurückgelassenen nicht ohne Einfluss.“

War, wie Goethe meint, durch diese ehrenvolle Vocation die Begierde nach gleicher Auszeichnung, nach ähnlicher Verbesserung der äusseren Lage in manchem Lehrer der Jenaer Hochschule geweckt, so kam nun der Streit zwischen Fichte und der Regierung wegen angeblicher atheistischer Anschauungen, die er in seinem philosophischen Journal veröffentlicht haben sollte, zu vollem Ausbruch, um die Gemüther der Lehrenden und Lernenden in die gewaltigste Gährung zu versetzen. Die Lehrfreiheit schien bedroht, die Würde des akademischen Lehrers in ihr geschädigt, die Philosophie von alter Rechtgläubigkeit angegriffen. Eine gegenseitige Verpflichtung zu gemeinsamem Handeln wurde freilich, als Fichte nun wirklich weichen musste, als man ihn seines Amtes entsetzte, von den ängstlich gewordenen Collegen allseitig bestritten, aber in der Stille hatten sich mehrere nach andern Stellen umgethan, und kehrten, gleich Hufeland und Fichte, dem dann gleichfalls in Berlin ein Asyl geboten werden sollte durch Friedrich Wilhelm III., der der Wissenschaft Freiheit, Licht und Bewegung gönnte, der Universität Jena den Rücken. So ein anderer Hufeland, so Paulus und Schelling. Und nun kam ein Drittes hinzu. Die der Regierung feindlich Gesinnten hatten in der Stille eine Verlegung der Literatur-Zeitung nach Halle vorbereitet, ein Vorhaben, welches, wie Goethe sagt, die Akademie für den Augenblick mit völliger Auflösung bedrohte; diess abzuwenden gelang der Regierung indess. Ich habe diess Alles hier erwähnt, um zu zeigen, was auch später Goethe von Hufeland's persönlicher Bedeutung hielt und welches Gewicht er auf seinen Weggang bezüglich allgemeinerer Folgen legte. Auch weiterhin blieben übrigens beide in Verkehr, und so finden wir 1816 und 1817 die Besuche Hufeland's in Weimar erwähnt, den letzteren unter folgender charakteristischer Form: „Der Besuch von Berliner Freunden, Staatsrath Hufeland und Langermann, Varnhagen von Ense, blieb mir, wie die Frommen sich auszudrücken gewohnt sind, nicht ohne Segen: denn was kann segensreicher sein, als wohlwollende einstimmende Zeitgenossen zu sehen, die auf dem Wege, sich und Andere zu bilden, unaufhaltsam fortschreiten?"

Mit der Berufung Hufeland's nach Berlin gehört sein Leben und seine Wirksamkeit als Arzt, Lehrer, Schriftsteller einer Zeit an, die durch Alles, was sie an Traurigem, Gewaltigem, Ergreifendem, Begeisterndem brachte, allen noch Lebenden, mögen sie selbst bereits in jenen Freudens- und Leidens-, jenen Schreckens- und Jubeljahren gelebt haben, oder nur durch schriftliche und mündliche Ueberlieferung sie kennen, so nahe liegen, dass die eigenen kurzen Mittheilungen des Selbstbiographen genügen, um den Leser zu orientiren und zu weiteren Betrachtungen anzuregen. Und wer möchte sich dem entziehen vollends in diesem Jahre 1863, wo die Jubelerinnerung der grössten und herrlichsten Zeit unseres preussischen, unseres deutschen Vaterlandes die Lebenden bis in's Mark bewegt, wo seit der Feier des 3. Februar jede neue Woche fast neue Erinnerungen an die Grossthaten der Väter wach ruft, wo wir ihren Triumphen in dankbarsten Herzen folgen bis zu jener furchtbaren Völkerschlacht, die dem gewaltigen Eroberer, dem so lange unbesiegbaren Gewaltherrn auf den Ebenen Leipzigs die unheilbare Wunde schlug. Ich will aus dieser Zeit nur Eines noch hervorheben, woran auch eine Jubelfeier, das 50jährige Erinnerungsfest der Stiftung der Berliner Hochschule, vor drei Jahren mahnte, ich meine Hufeland's Verhältniss zu eben dieser Universität. Gewiss rühmt er sich eines nicht zu Grossen, wenn er sich auf die Entscheidung der Frage, ob die neu zu gründende Stätte der Wissenschaft in Berlin errichtet werden sollte oder nicht, einen Einfluss zuschreibt. Des Hin- und Herstreitens, der Gründe dafür, der Bedenken dagegen gab es genug. War auf der einen Seite, wie der hochgefeierte Nestor der Friedrich-Wilhelms-Universität, Böckh, in seiner klassischen Rede am 15. October 1860 sagte, „die Stätte dazu hier vorbereitet theils durch die Akademie der Wissenschaften, theils durch die ärztlichen und andere Lehranstalten mit ihren Lehrkräften, theils durch Vorlesungen geistreicher und tief eingreifender Gelehrter für gemischte Cirkel von Männern und Frauen; standen reiche wissenschaftliche Hülfsmittel hier zu Gebote, die anderwärts nicht leicht beschafft werden konnten," so war auf der andern Seite der Gedanke, in die grösste Stadt des Landes, in die Residenz mit allen ihren zerstreuenden, abziehenden Zuthaten eine Lehranstalt für die studirende

Jugend zu legen, so neu, ängstlichen Gemüthern erschien solcher Versuch so gewagt und bedenklich, dass der Entschluss nur allmälig reifte, nur schwer zur Ausführung gebracht wurde. Unter solchen Umständen war der Einfluss einzelner, dem König, diesem edlen Förderer der Wissenschaften, nahestehenden Personen von grosser Bedeutung; denn in seiner Hand lag ja die letzte Entscheidung. Zu solchen Personen nun gehörte Hufeland in erster Reihe, sein Rath war dem König erwünscht und bewährt, und so hat gewiss, was er für die Errichtung der neuen Hochschule gerade in Berlin anzuführen wusste und verstand, grosses Gewicht gehabt, und dass der ehemalige Universitätslehrer, der fruchtbare Schriftsteller, der rüstige literarische Kämpfer an dieser ganzen Angelegenheit das lebhafteste Interesse nahm, das war wohl eben so natürlich, als dass ihm selbst eine hervorragende Stellung an der neuen Stiftung zu Theil werden würde. Hatte er doch bereits seit 1801, also seit Antritt seiner Stelle an der Charité, in dieser medicinisch-praktische Vorlesungen gehalten und klinische Uebungen geleitet. Bekanntlich wurde schon unterm 16. August 1809 durch Königlichen Cabinetsbefehl die Gründung der Friedrich-Wilhelms-Universität angeordnet, und es begannen in Folge dessen bereits im Wintersemester 1809—10 Friedrich August Wolf, Schleiermacher, Fichte, Schmalz ihre akademischen Vorlesungen. Ihnen folgte am 7. Mai 1810 Hufeland, vorläufig als alleiniger Repräsentant der medicinischen Facultät, die als solche erst mit dem Wintersemester 1810—11 vollständig in Thätigkeit trat. Als ordentliche Professoren lasen nun Hufeland Pathologie und Therapie, v. Graefe Chirurgie, Horkel Physiologie, Knape Anatomie, Reil Therapie, Rudolphi Anatomie; als ausserordentlicher Professor: Reich Pathologie und Therapie; als Privatdocenten: Bernstein Chirurgie, Friedländer Geburtskunde, E. Horn Pathologie und Therapie, Kohlrausch Geburtshülfe, Reckleben Thierheilkunde, Staberoh Materia medica, Wolfart Pathologie und Therapie. Ein besonderes Verdienst Hufeland's, dessen Sinn immer auf das Praktische gerichtet blieb, war die Gründung des poliklinischen Instituts, die er lebhaft befürwortete, der dann die reiche Dotation aus der Hand des Königs wohl hauptsächlich durch seine Anregung zuwuchs, und der er im Lauf der Jahre mit besonderer Vorliebe seine Thätigkeit zuwandte. Gleich zur Einleitung für diese Ausdehnung seines Lehramtes veröffentlichte er: die Ankündigung des Königlichen poliklinischen Instituts auf der Universität Berlin, nebst den Gesetzen desselben, erst 1810 im 31. Bande des Journals für praktische Heilkunde, dann 1811 in besonderer Ausgabe, liess bereits im nämlichen Jahre 1811 einen Bericht über ihre Leistungen während des Jahres 1810 folgen, und fuhr mit solchen Berichten ununterbrochen fort bis zum Jahre 1835. Blieb nun Hufeland bis an's Ende seiner Tage ein überaus treuer, gewissenhafter, die studirende Jugend in hohem Grade an sich fesselnder Lehrer der Friedrich-Wilhelms-Universität, so war er auch dauernd darauf bedacht, im Allgemeinen derselben, vornehmlich der medicinischen Facultät nützlich zu sein. So war die Gründung einer eigenen Professur für Geschichte der Medicin ganz besonders sein Werk, und hebe ich das gerade jetzt um so lieber hervor, wo man dieses entschiedene Bedürfniss der ersten Universität des Landes durch Berufung des Professor Hirsch auf's Neue zu befriedigen bemüht gewesen. Wenn gegen dieselbe neuerlichst geltend gemacht wurde, es sei die Nothwendigkeit derselben bei dem geringen Interesse der Studirenden an geschichtlichen Studien sehr zweifelhaft, so möchte ich gerade in der Gleichgültigkeit der Lernenden einen Grund erblicken, ihnen durch anregende, tüchtige Vorlesungen wenigstens Gelegenheit zu bieten, sich den so fördernden Beschäftigungen mit der historischen Entwickelung unserer Wissenschaft nicht ganz zu entfremden, und so die Theilnahme neu zu beleben für einen Zweig des Studiums, dessen Vernachlässigung in neuester Zeit tief zu beklagen ist. Von Jedem, der sich als Vertreter einer Wissenschaft betrachtet, darf man doch wohl mit Recht eine allgemeine Kenntniss des historischen Entwickelungsganges, den sie genommen, erwarten, und es ist doch wahrhaftig nicht genug, dass ein wissenschaftlich gebildeter Arzt die allgemeinen Zeichen der Krankheiten kennt, Recepte zu schreiben versteht, eine Section machen kann u. s. f. Damit, dass die auf Hufeland's Betrieb geschaffene Professur für Geschichte der Medicin nach Hecker's Tode thatsächlich einging, war entschieden ein Rückschritt gemacht, und so will ich heute, wo ich des würdigen Verstorbenen in seiner Bedeutung für die Universität Berlin gedenke, die Freude darüber nicht verbergen, dass man den begangenen Fehler wieder gut gemacht hat. Welche Liebe sich Hufeland als Lehrer erworben, mit wie grosser Dankbarkeit zahlreiche Schüler weit und breit seiner gedachten, das zeigte sich auf das Deutlichste am 24. Juli 1833, dem Tage, an welchem Er sein funfzigjähriges Doctor-Jubiläum feierte. Ich will nicht All des Ehrenden und Feiernden gedenken, was dem Jubilar freudig und dankbar entgegengetragen wurde, nur das sei erwähnt, was aus ärztlichen Kreisen geschah, weil es, wie gesagt, Zeugniss ablegt für die Bedeutung des Jubilars als Lehrer. Die Aerzte des preussischen Staates, von dem zur Anordnung der Jubelfeier zusammengetretenen Comité zur Betheiligung an derselben aufgefordert, folgten dieser Aufforderung in kaum erwarteter Weise. Aus den eingegangenen Beiträgen wurde zunächst eine herrliche Marmorbüste des Gefeierten von des grossen Rauch Meisterhand zur Aufstellung in der Universität beschafft. Dem reihte sich ein kleines Standbild von Erz, den Jubilar sitzend darstellend, von dem kunstgeübten Meissel Drake's, an, und endlich liess man nach einem Entwurf von Rauch eine goldene Medaille prägen, auf dem Avers das sehr gelungene Brustbild Hufeland's, auf dem Revers zwei Genien, die eine in sich zusammengebrochene weibliche Figur aufrichten und wieder in's Leben zu rufen bemüht sind, wie die Unterschrift sagt:

„Naturae praecepta colens, morbisque medetur,
Filaque Parcarum lentius ire docet.“

Und als das Alles bestritten war aus dem, was von den Aerzten Preussens und des Auslandes zur Feier des Jubeltages beigesteuert worden war, konnten doch noch über 10000 Thaler an die Hufeland'sche Stiftung für nothleidende Aerzte abgeliefert werden. Kaum war wohl unter allen Gaben, die man dem Jubilar an seinem Ehrentage bot, eine, die ihm grössere Freude bereitete; entsprach sie doch seinem edlen, wohlthätigen und collegialen Sinne so sehr.

„Sie haben die Güte gehabt,“ — so schreibt er an die Aerzte des preussischen Staates — „meine Jubelfeier auf eine so wohlwollende, allgemeine und zugleich so ehrenvolle Weise auszuzeichnen, dass es mein Herz mit Rührung und Freude erfüllt und ich nicht Worte finden kann, Ihnen mein ganzes Dankgefühl auszusprechen. Es macht mich unbeschreiblich glücklich, von so viel würdigen Männern, unter welchen ich selbst eine grosse Zahl meiner ehemaligen Schüler zu erblicken die Freude habe, jetzt am Schlusse meiner Laufbahn solche Beweise ihrer Zufriedenheit, Freundschaft und Gewogenheit zu erhalten. Mein höchster Wunsch für das Gedeihen unserer Kunst war von jeher collegialische Freundschaft unter den Aerzten, mein eifrigstes Bestreben war, sie mir immer zu erhalten; und welcher schönere Lohn kann mir werden, als sie jetzt gegen mich auf so herrliche Art dargestellt zu sehen! Aber höher noch steigern Sie meine Freude dadurch, dass Ihre Freundschaft auf die edelste und zarteste Weise diesen Tag durch Wohlthun auszeichnet, sich meines Lieblingsgedankens, der Unterstützung Noth leidender Aerzte, erinnert, denselben durch die reichlichsten Beiträge unterstützt und auf diese Weise dieses Fest zu einem Feste der Wohlthätigkeit und Menschenliebe auch für künftige Zeiten erhebt. — Sie haben mir die Ehre erzeigt, mein Bild in Marmor und Erz graben zu lassen, lassen Sie es auch in Ihren Herzen fortleben, diess wird mein höchster Triumph sein. — Schenken Sie mir auch für die noch übrigen Tage meines Lebens Ihre Freundschaft und Ihr Wohlwollen und sein Sie versichert, dass ich darin die schönste Freude und Beglückung meines Alters finden werde.“

Eine besondere Freude machten dem Jubilar noch Schüler aus Polen, die, zu einem Verein zusammengetreten, ihm eine schöne Vase und einen Pokal von Silber mit sinnreichen polnischen Inschriften als Festesgabe übersandten.

Soviel hier zur Erinnerung an das funfzigjährige Doctor-Jubiläum Hufeland's. Noch ein Mal sollte ihm im Leben ein glänzender Beweis von der Anhänglichkeit treuer Schüler, von der hohen Achtung und Verehrung der ärztlichen Welt werden. Der bis zum letzten Augenblicke des Lebens unermüdlich thätige Mann liess nur wenige Wochen vor seinem Tode sein umfangreiches Werk: „Encheiridion medicum oder Anleitung zur medicinischen Praxis. Vermächtniss einer funfzigjährigen Erfahrung.“ (747 S. in 8.)

erscheinen und bestimmte den ganzen Ertrag für die Hufeland'sche Stiftung. Er hatte die grosse Freude, die bedeutende Auflage auf das Schnellste vergriffen zu sehen, er musste selbst noch, ernstlich bereits erkrankt, sich an die Durchsicht einer zweiten Auflage machen, und vollendete auch diese, obwohl er es an Verbesserungen und Zusätzen nicht fehlen liess, in kürzester Frist. Sie wurde acht Tage vor seinem Tode fertig zur Druckerei gesandt. Mit dieser zweiten Auflage des Encheiridion war Hufeland's irdisches Wirken geschlossen; die Dysurie, an der er seit etwa fünf Jahren zeitweilig gelitten, hatte einen immer bedenklicheren Charakter angenommen, es trat zuletzt vollständige Harnverhaltung ein und machte diese endlich die Punctio vesicae nöthig. Muthig und ergeben unterzog sich der Kranke der Operation, aber leider folgte derselben Gangrän und schnelle Erschöpfung. Hufeland starb in den Nachmittagsstunden des 25. August 1836. Die Section ergab, dass die hornartig indurirte Prostata die Urethra gänzlich verschloss, während sonst alle Organe normal waren.

In wenigen Wochen sind 27 Jahre seit jenem 25. August 1836 verflossen, und doch durfte ich hoffen, vielen Collegen mit der einfachen Selbstbiographie Hufeland's, die ich hier veröffentlichte, eine willkommene Gabe zu bieten. Es macht, weil sein Andenken noch frisch und lebendig ist, weil seine Bedeutung als Arzt, Lehrer, Schriftsteller unvergessen sind. Schön ist die Sitte, auf den Gräbern geliebter Verstorbener, wenn die ersten Frühlingskinder kommen, wenn des Sommers Blumen ihre köstlichen Düfte ausstreuen, volle Kränze niederzulegen, Zeichen treuer Liebe, wacher Erinnerung. Als solche auf Hufeland's Grab gelegt mögen diese Blätter gelten.

FSC
www.fsc.org
MIX
Papier | Fördert gute Waldnutzung
FSC® C083411

Zeitfracht Medien GmbH
Ferdinand-Jühlke-Straße 7
99095 Erfurt, Deutschland
produktsicherheit@kolibri360.de